JN120923

Negative emotions in the examination room

診察室の陰性感情

加藤 温

［国立国際医療研究センター病院 精神科／メンタルヘルスセンター］

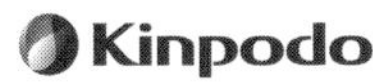

はじめに

本書はタイトルにある通り、医療現場における陰性感情をテーマとしています。陰性感情とはマイナス方向の感情、わかりやすくいうとほぼ嫌悪感に相当します。患者診療の際に、何となく「いやだな」「難しそう」「関わりたくない」という思いを抱くことがあると思います。このように患者に対して感情面でのちょっとした引っ掛かりを感じたときに、それをどのように考え、対処していくのがよいかについて考えてみました。

医師が患者に対して陰性感情を覚えると、その場は硬直化し、診療の流れにも滞りが生じてしまいます。我々は医師として患者に接していますが、当然のことながらひとりの人間としてもさまざまな感情を抱きながら生活しています。診療中に患者に対して陰性感情を抱くことは「ある」と考えるのが自然です。むしろ陰性感情を感じないように無理に抑え込もうとする方が不自然です。大事なのは、そうした感情に巻き込まれることなく自分の姿を俯瞰すること、つまり自身が抱いている感情に自覚的であることです。

近年では怒りの感情への対応法として、アンガーマネジメントが注目され、多くの成書も発行されています。本書では精神科医の視点から、怒りだけではなく医療現場において生じるさまざまな陰性感情を扱い、その成り立ちとともに対応法の基本について述べています。

第１章で一般的な感情について概説することから始め、第２章では医療現場において問題となる陰性感情について扱いました。第３章と第４章では陰性感情の理解や対応につながる精神科医のスタンスと話の聴き方についてまとめています。第５章では陰性感情について精神医学的に考察し、第６章では各論として陰性感情をきたしうるさまざまな場面について述べています。最後の第７章では応用編としてチーム医療について言及しました。全体を通して陰性感情という切り口からアプローチしていますが、広く患者診察の基本について述べたかたちになっています。

今回の執筆に当たり、改めて関連の書籍や文献を読み直しました。その過程で新たな発見があったり、筆者が普段から考えていたり自分独自の診療スタイルと思っていたことが、すでに言語化されていることに気づかされることもありました。昔学んだことが知らず知らずのうちにしみ込み、自身のなかでオリジナルだと思い込んでいた部分もあったのだと思います。患者診療のかたちには原則論となる基本型があります。それを土台として、先輩や同僚、患者との関わり、個人としての生活経験などが相まって診療スタイルができてくると考えれば、どの医師の診療もオリジナルという言い方ができるかもしれません。しかし自分流のスタイルができたと感じたときこそ改めて基本に立ち返り、自身の診療のかたちを俯瞰することは、独りよがりになることに歯止めをかけ、日常診療を見直すことにつながります。

患者診療については、筆者も含め、皆がみな理想的対応ができるわけではありません。ただ困難な状況に直面したときに、対応法の基本を理解しておくと、全く知らないよりは余裕を持ちながら診療できると思います。

本書を通して初学者は診療の基本型を学び、経験を積んだ医師にとっては自身の診療スタイルを振り返るきっかけとなるならば、筆者としては大変うれしく思います。

第1章

感情について

1. 感情とは

本書ではこれから陰性感情をテーマとして話を進めていきます。はじめに感情とはどういうものかについて考えてみたいと思います。感情とは、一般的には主体が対象に抱く主観的な印象のことをいい、快・不快を基調とする相反する二極性に特徴があるとされています[1)]。二極性については、快を基調とする陽性感情、不快を基調とする陰性感情に大きく分けられます。ここで強調したいのは、感情とはあくまで主観的なものだということです。感情は絶対的なものではなく客観的に正しく測れるものではありません。ある人にとって腹立たしく感じる対象であっても、他の人にとっては怒りの対象とならないこともあります。

感情に関連する用語としては、他に情動、気分があります。これらについても確固たる定義がなくさまざまな考え方がありますが、主観的に体験された快・不快などの感情に反応し、身体的な随伴症状（怒りで体を震わせているなど）を生じるなど外から観察できる動きを伴ったものを情動、比較的長く持続する感情を気分ということが多いです。

2. 感情の成り立ち

（1）生理学、心理学からみた感情

感情の成因については大きく２つの考え方があります。James-Lange説とCanon-Bard説です。

James-Lange説は、JamesとLangeが1880年代［James（1884）、Lange

(1885/1912)］に発表した感情理論に基づき、何らかの出来事（環境刺激）があると即座に身体が反応し、その末梢器官で起こった身体変化が大脳皮質に伝わることで感情が生まれるという考えであり、末梢起源説ともいわれています。「笑うと幸福な気分になる」「泣くから悲しくなる」など身体変化が感情に先んずるという考え方です。

後者のCanon-Bard説（1927）は、環境刺激が視床（現在では視床下部に相当）に入って情報が処理され、一方は大脳皮質に伝わって感情経験を引き起こし、他方は末梢器官に伝えられることで身体反応を引き起こすという理論であり、中枢起源説ともいわれています。感情が生じるのと身体変化がほぼ同時に起きるという考え方です。この説では、必ずしも末梢からの身体情報は必要とせず、中枢内における出来事として説明がつくとしています。「幸福だから笑う」「悲しいから泣く」など我々の常識的な感覚に近い考え方です。Canon-Bard説の功績は、これを契機として神経学的研究が進んだことです。現在では視床下部に加えて扁桃体、前頭前野などの関与も指摘されてきています。

1960年代になると、感情の成立には周囲の環境要因が大きな影響を与えるという考え方が生まれてきます。その代表がSchachterとSinger（1962）による情動の二要因説です。環境刺激により身体反応が引き起こされるところまではJames-Lange説と同じですが、この身体反応自体は非特異的なものであるとし、その反応が起きた原因が何であるかという認知的なラベル付けが行われることで、感情体験になるという考え方です。つまり、身体反応と特定の感情は一対一の関係でなく、置かれている環境や状況によって異なる感情が付与されるという考え方です。たとえば、お化け屋敷に入ったときを考えてみます。暗がりに入ると脈が速くなり、手足に発汗を覚えるなど生理的覚醒度が高まります。この身体反応が生じた理由を、何が起きるかわからない不気味さとラベル付けされれば強い恐怖体験となり、スリルがあって面白いとラベル付けされれば、むしろ楽しさを体験することになります。

（2）表情と感情

進化論的な立場からは、Darwin（1872）が、人間の表情と動物の表情には類似性があり、進化における普遍性があると提唱しました。その後、Darwinの流れを汲む新ダーウィン主義者たちはさらに論を進め、感情は生存にとって必要であるため進化の過程において残ってきたものであり、感情で生じる表情や生理的反応などは社会的背景によらず普遍的要素を持つと訴えてきました。こうした流れのなかでEkman（1972）は、6つの基本感情として、喜び、驚き、悲しみ、恐れ、嫌悪、怒りを挙げ、これらの表情は文化によらず普遍的であることを検証しました。しかしこの理論に対する実証研究では、Ekmanの説は部分的にしか支持されておらず、しかも西洋文化圏における研究しかありませんでした。佐藤[2)]は、日本人が表出する表情はEkmanの普遍的な表情理論と異なるところがあり、実証研究に基づいて修正する必要があることを示しました。東洋文化圏から発信された貴重な研究です。

（3）身体化された記憶としての感情

もうひとつDamasioのソマティック・マーカー仮説を紹介しておきます。これは、感覚刺激に対する身体的（ソマティック）反応が感情を形成し、その感情が目印（マーカー）となって論理的な意思判断をサポートしているというものです。たとえば受験生が試験前にも関わらずゲームが面白くて気分が高揚し、もっと続けたいなと思ったとき、過去にゲームをやりすぎて模試で失敗したネガティブな記憶があると、これを目印としてゲームを途中で取りやめて勉強する選択肢をとるというケースです。ここにはソマティック・マーカーが働いています。ある感情に伴う行動結果が、好ましいものか危険なものかをすばやく自動選択するシステム、つまり無意識的に危険なものから避けることができるような装置ともいえます。このシステムの中枢は大脳の腹内側前頭前野といわれており、ここに障害を受けた場合にはこの機能がうまく働かないことが指摘されています[3)]。

このように感情を巡ってはさまざまな考え方がありますが、これらを通して言えることは、身体と脳（感情）とは切り離せない関係にあること、感情が意思決定に深く関わっているということです。つまり本書のテーマである陰性感情が存在すると、その後の思考や行動にも影響することが推測されます。

3. 感情の特性（図１）

（1）感情は行動・思考・身体に現れる

島崎[4)]は、感情とは「心のなかでうごく（あるいはむしろ身のなかでというべきかもしれない）何らかの意識」であるとし、心のなかだけで起こるものではなく、感情が動くときには「必ず」何らかの行動を伴うとしています。「行動」とは外からわかるような動きだけではなく、「何々しよう」と決断する思考過程をも含みます。感情があるところには行動、思考の動きがあり、身体の動きへもつながっているということができます。

先に感情と情動をわけて記載しましたが、実際には何らかの感情が生まれるとそれに連動するかたちで、表情や声、体の動きにつながり、他人からみても変化がわかるようになります。このように感情と情動はセットで考えざるを得ないことがほとんどです。

外から見るだけではわからないような微細な生理的変化（心拍変動、血圧、脈拍数、呼吸の変化）を呈することもあります。これを利用したのがポリグラフです。いわゆる世間でいううそ発見器です。実際にはうそを見抜く検査ではありません。いろいろな質問に対してすべて「いいえ」で返答します。真犯人しか知りえない事実に関する質問にも「いいえ」と答えるため、そこで結果としてうそをつくことになります。このときの精神的動揺に伴って微細な生理反応が生じるという理屈であり、犯罪捜査においては記憶検査の一部として利用されています。これは心の動きと身体の動きを切り離せないという現象が応用されているひとつの例です。

（2）感情は移動する

ある感情がかたちをかえて別の感情につながることがあります。たとえば学校で数学の先生が好きになると、もともと嫌いだった数学まで好きになるというケースです。医師の場合にも、学生時代に教授の人間性に惹かれて尊敬の念を抱き、興味のなかったその科が好きになり入局したというケースも少なからずあります。

もうひとつは先に述べた精神分析から生まれた転移です。これも感情の移動の一種といえます。診療場面でいえば、患者が感冒症状で医療機関を受診したところ、診察した医師の態度に関係の悪い父が重なり、本来は父に向けるべき怒りを目の前の医師にぶつけてしまうようなケースです。

（3）感情は伝染する

個人の感情が他者にうつることがあります。自身が楽しければ周囲も楽しいし、イライラしていれば周囲にもイライラがひろがります。家族や友人同士という小さなコミュニティでも起こりますし、スポーツ観戦での応援席でもみられます。応援している野球チームの選手がチャンスで三振したときには当然がっかりした気持ちになります。このとき隣の席の観客が、イライラした表情で「なんだよ、ちゃんと打てよ」と吐き捨てるようにいえば、ますますいやな感情になります。逆に「いいよいいよ！次の打席で頑張れー！」と笑顔で励ましていれば、こちらも同じようにポジティブな感情になってきます。

病院に目を移してみると、職員の挨拶がいい病院、よくない病院があります。挨拶ひとつあることで、職員間ひいては病院全体の明るさや活気にもつながるように思います。朝の出勤時、駅の職員に笑顔で「おはようございます」といってもらえるだけで気分がよくなる経験を皆さんもしていると思います。一日気持ちよく診療を行うためにも、朝の挨拶をとくに大事にし、よい感情はどんどん伝染させたいものです。

（4）感情はその後の感情にも影響する

いいことがあれば仕事が捗り、嫌なことがあれば仕事にも身が入らないという経験は誰もがしたことがあるでしょう。先にスポーツ観戦の例を挙げましたが、熱狂的ファンであればあるほど、贔屓にしているチームが勝つと負けるでは、その後の気分の乗りが違ってきます。嫌なことがあった後では、その後のいいニュースにも笑えなかったり、普段は穏やかなのに些細なことでイライラしてしまうこともあります。このように感情は、その後の感情に影響を及ぼすことがあります。

精神的にバランスがとれて安定している場合には、いいことにも悪いことにも適切な感情で対応することができます。悲しいことを悲しんだり、喜ばしいことを喜べることはむしろ健康といえます。しかし気分に偏りがある場合には、あらゆる感情刺激を極端に受ける傾向が出てきます[5)]。たとえばあらゆることをマイナスに考えてしまううつ病では、悲しい感情だけを受け取り、昇進などのいいニュースでさえも強い不安や圧迫感につなげてしまう傾向があります。

（5）感情は蓄積する

感情は蓄積していきます。たとえば職場に対して嫌悪感を抱いている場合を考えてみます。休日にリフレッシュする時間をつくり、ストレスを上手に逃がすことができれば問題はありません。しかしそれがうまくいかないときには徐々に嫌悪感が蓄積して固定化し、ストレスを逃がすに逃がせないレベルとなり、いわゆる神経症や心身症にまで至ることがあります。

神経症という用語は最近使われなくなってきていますが、身体的には問題がなく、心理的葛藤を基盤として不安などさまざまな精神症状をきたす病態のことをいいます。一方、心身症とはあくまで身体疾患（気管支喘息、消化性潰瘍など）であり、その発生や経過に心理社会的因子が関わっている病態をいいます。多くの神経症患者は自身の感情を語ることができますが、心身症患者は感情を言語化することが苦手といわれています。いずれも感情の蓄積が精神面、身体面に大きな影響を及ぼした結果として生じる病態です。

（6）感情は表情や姿勢に影響される

表情によって感情体験が生み出されるという表情フィードバック仮説があります[6)]。たとえば、笑うことによって楽しい感情が出てくるという考え方です。表情フィードバックには、今ある感情をコントロールする力、新たな感情を生み出す力の両方があるといわれています。

また、表情だけではなく体の姿勢も感情との関連があるといわれています。ネガティブな感情を体験しているときに、背筋を伸ばしたまっすぐな姿勢と自由な姿勢ではネガティブ感情の低下を認めるが、うつむいた姿勢では回復が妨げられるという研究があります[7)]。

三谷幸喜演出の舞台「子供の事情」(2017) をみていたときに面白い場面がありました。あるキャストが落ち込んでいる相手役の気持ちを変えようとする場面で「泣きたくなったら口を開けて上を向く。口開けて上向けば涙が止まる。そして『あー』と言ってみな」と歌うシーンがありました。これはまさに表情と姿勢の両方に働きかけて感情を変えようとしており、ハイブリッド方式の感情変換法といえるかもしれません。皆さんも気が滅入っているときに、一度実践してみてはいかがでしょうか？

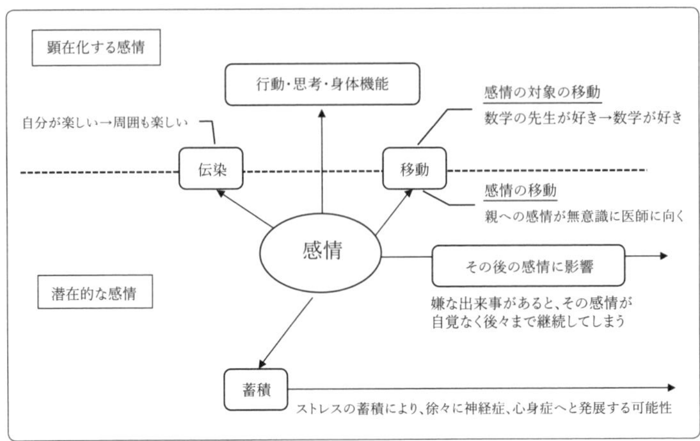

図１　感情の特性　―感情の見取り図―

〈参考文献〉

1）濱田秀伯：精神病理学臨床講義第２版.東京：弘文堂；2017.P66.

2）Sato W,et al:Facial Expressions of Basic Emotions in Japanese Laypeople. Front. Psychol.2019 Feb 12;10:259.PMID: 30809180

3）アントニオ・R・ダマシオ：デカルトの誤り.東京：ちくま学芸文庫；2010.P270-274.

4）島崎敏樹：感情の世界.東京：岩波書店；1952.P18

5）オイゲン・ブロイラー：精神医学総論.中央洋書出版部.東京；1988.P113.

6）Niedenthal PM: Embodying emotion. Science. 2007;316（5827）:1002-1005. PMID: 17510358

7）Veenstra L: Embodied mood regulation: the impact of body posture on mood recovery, negative thoughts, and mood-congruent recall. Cogn Emot. 2017;31（７）:1361-1376. PMID: 27626675

column.1

処方行為について考える

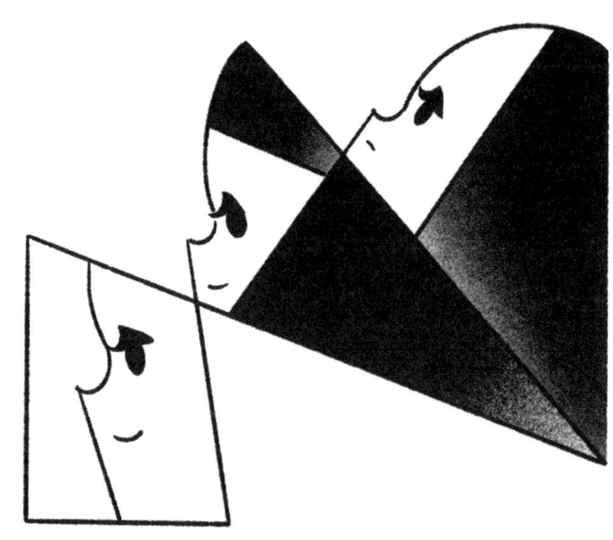

最近の精神科診療は「薬を出して終わり」と揶揄されることがあります。薬物療法など生物学的観点からのアプローチが主流になってきているものの「処方する」という行為には多分に精神療法的意味合いが含まれています。

薬物療法の効果については、薬本来の効果にとどまらず、医師の存在、医師－患者関係が関わっていることを示す報告がいくつかあります[1,2)]。患者と医師の関係性が良好で、信頼している医師から十分な説明を受けたところに患者本人の薬に対する期待が加わると、治療効果も高まります。つまり薬物療法の治療効果は、薬物固有の効果に患者からの陽性感情がプラスされた総体となります。逆に患者が医師に不信感を抱いていたり、薬に対する不安感が強いケースでは、本来の薬効が認められないことがあります。この場合、薬物療法の治療効果は、薬物固有の効果から患者からの陰性感情分が引かれたかたちとなってしまいます。

これはうつ病治療などの精神科診療ではよく経験することですが、一般診療科においても当てはまる事象です。薬の効果を最大限に引き出すためにも、患者とのやりとりは大事です。患者から医師へのほどよい陽性感情があるときが最もうまくいきます。

また、初診時にヒット率が高そうな薬剤を選ぶこともポイントです。まだお互いの関係性ができていない段階ではじめて処方された薬の効き方は、その後の関係性にも大きな影響を与えます。初回処方薬が著効すると、患者からの信頼度が増し、その後の関係性にもプラスに働きます。逆に副作用が出て薬を継続できなかったとなると、不信感が生じ、医師に対する陰性感情にまでつながることがあります。こうなると診療場面に緊張が流れ、信頼関係をつくるのにしばし時間を要することがあります。よりよい医師－患者関係を実現するためにも、初回の処方はヒット率の高い薬剤を選択したいものです。精神科においては不眠症状が薬で改善すること、一般診療科では疼痛や嘔気などの不快な身体症状が処方薬で軽快すると、その後の診療は円滑に進むと思います。

1）Miller FG, et al:The power of context: reconceptualizing the placebo effect. J R Soc Med. 2008;101(5):222-225. PMID: 18463276

2）Colloca L, et al:Overt versus covert treatment for pain, anxiety, and Parkinson's disease. Lancet Neurol. 2004; 3 (11):679-684. PMID: 15488461

第2章

医療現場における陰性感情

1. 診察場面で起きていること―陰性感情の発生―

診療の場においては、治療を受ける者（患者）と治療する者（医師）がいます。そこには必ず対話があり、両者がお互いに言葉を交わすことから診療は始まります。ここでは診療場面において起きている両者の感情の動きに注目してみたいと思います。

患者は体調を崩して治療のために受診しますが、当然のことながら病気だけではなく様々な社会背景を持ったひとりの人間です。それは医師においても同じであり、治療者であるとともにひとりの人間です。体調が悪かったり、プライベート面での悩みを抱えて診療しているかもしれません。こうした背景を持った２人が出会うわけですから、診察室の中では両者間に様々な感情が行き交います（図２）。相手に対して好意を感じることを陽性感情、相手に対して嫌悪感を抱くことを陰性感情といいます。

診療場面で問題となるのは陰性感情です。ごく稀に陽性感情が強すぎて問題になるケース（境界性パーソナリティ障害など）もありますが、両者がほ

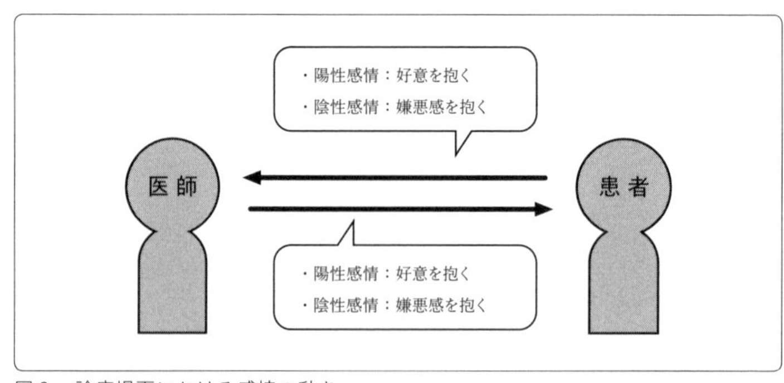

図２　診療場面における感情の動き

どよい陽性感情のなかで診察が進む場合には大きな問題にはなりません。診療に支障をきたすのは、陰性感情が発生した場合です。陰性感情が生まれると、途端に両者間に緊張が走り、診療の流れに滞りが生じてきます。

2. 陰性感情があると何が問題なのか

（1）診療の場が硬直化する

言うまでもありませんが、診療の場で医師が患者に陰性感情を持つと、その後の診療に大きな影響を及ぼします。明らかな迷惑行為など患者側に要因がある場合もありますが、医師自身が抱えている個人的な問題（第5章で詳説）が陰性感情の基になることもあります。

個人的な問題といっても長期に渡る深い悩みだけでなく、一時的な些細な感情であっても影響することがあります。朝の通勤時の満員電車で「押すな」といわれて不快な思いをしたとしましょう。病院に着いていつも通り外来に向かうと、いつもなら早く来て待っている朝一番の患者が予約時間に来ていません。5分遅れて「申し訳ありません」と診察室に入ってきた患者に対して、思わず「どうして遅れたのですか？困りますよ」と責め立ててしまうようなケースです。通勤電車でのちょっとした感情の動きが、それまで良好な関係だった患者との間に距離をつくってしまいます。あとになってどうしてそんな言い方をしたんだろうと後悔しても、なかなか前のような関係性を取り戻すことができません。これまではお互いちょっとした世間話から診察を始めてゆったりした時間だったのが、患者側にも緊張が生まれ、ぎくしゃくした診療パターンが続いてしまうことがあります。

このように、ある偶発的な短期的な感情に基づいて行動決定すると、その感情が消え去った後も行動パターンだけが長期に渡って存在することが指摘されています[1)]。一瞬の感情に任せて行動することが後悔を生むことがあります。感情が動かされたときに、いかに自身を冷静にできるかが大事になります。

皆さん学生時代に読んだことがあるかもしれませんが、Oslerの講演集である「平静の心」のなかでも、医師にとって沈着な姿勢に勝る資質はないとし、何事にも動じず感情に左右されない感受性の鈍さも必要な資質と述べています[2)]。鈍さというのはボーッとして反応が遅いというのではなく、ひとつひとつの出来事に対して過剰に反応せず、ワンクッションおける能力と考えるとよいと思います。

（2）医療過誤のリスクにつながりうる

医療過誤の大きな誘因として医師の認知エラーがあります。認知エラーは医師の思考プロセスの中で生じるもので、感情の動きが契機になることがあります。Croskerryは診断エラーにつながる可能性のある認知の傾向についてまとめています[3)]。このなかで医師が患者に向ける陰性感情が関わっているものについて述べてみます。

①Visceral bias（本能的バイアス）

患者に対して抱く感情が影響するケースです。陰性感情はもちろんのこと陽性感情が強い場合にも感情が乱されてしまい、決断に影響を与え、適切な判断ができなくなることがあります。

②Confirmation bias（確証バイアス）

診断について仮説を立てたときに、それに対する反証的根拠をみつけることなく、仮説を裏付ける証拠だけを探すことをいいます。都合のいいところだけをみて、他のことには目をつぶってしまうケースです。早く診療を終わらせたいときなどに起こりやすいです。しかしながらこれは重大な見落としにつながるリスクがあり、十分な留意が必要です。

③premature closure（早期閉鎖）

Anchoring（投錨）といって初期に得られた情報に固執する場合など、早々に考えることを止めてしまい、結論を急ぐケースです。診断に対して自信過剰であったり、確証バイアスと同様に診察を早く終えたいときに起こり得ます。

④Psych-out error（精神疾患を遠ざけるエラー）

精神疾患のある患者を避けたがる医師は少なくありません。「精神科の患者は、話が長い、よくわからない」という印象を持たれ、距離をとられがちです。結果として身体的な訴えがあったとしても原因の追求がなされずに、精神疾患によるものだと決めつけられてしまうことがあります。多彩な精神症状を呈する自己免疫性脳炎（抗NMDA受容体脳炎、橋本脳症など）など身体評価が難しい疾患もあるので留意が必要です。

精神疾患が敬遠される傾向があることを裏付けるデータがあります。東京都には一般救急のシステムの中に、搬送先が決まらない２次救急レベル以下の患者（医療機関への受け入れ照会を５回以上行ったか、搬送先選定に20分以上かかったケース）を搬送する「東京ルール」というシステムがあります。対象となった患者の背景をみると、高齢者、アルコール関連、精神疾患が常に上位にあります。高齢者も認知機能低下があることを考えると、いずれも精神科に関連するケースともいえます。筆者は実際に運ばれてきた患者を診る機会がありますが、診察してみるとそれほど精神症状が悪いわけでもなく、一般医療の中で十分対応できることの方が多いです。精神疾患の病名がついていること、アルコール飲酒があるということだけで陰性感情を向けられてしまうことがわかる例です。

3. いわゆる「難しい患者」とは

日常診療において「この患者は難しい」という場合、大きく2パターンあります。

一つ目は手術の難易度が高いなど、医療技術的に治療そのものが困難であるケースです。経験の浅い術者にとって難しさを感じる場合でも、ベテラン医師にとってはそれほどでもないかもしれません。これは単純に技術力に比例した難しさであり、理解しやすい難しさといえます。

二つ目は患者対応が難しいケースです。治療そのものというよりも、患者とのやりとり、つまり関わりのなかでの難しさを感じるケースです。通常「難しい患者（difficult patient）」といえば、こちらの意味で使われます。対応困難例という言い方をされることもあります。このタイプの患者に対するとき、医師側には当然のことながら陰性感情が生じてきます。日常問題となるのはこちらのケースです。

このタイプに相当する患者は、一般外来受診者の1/6（約15%）に及ぶという報告があります[4)]。医師側は、多大なストレスを感じながら診療することになり、医師としての本来のパフォーマンスを十分に発揮することが難しくなり、診療におけるエラーも起こしやすくなることも知られています[5)]。

「難しい患者」については確固たる定義はありません。医師側に患者に対する陰性感情が生じるときに「難しい患者」が生まれてくると言い換えられるかもしれません。もちろん誰にとっても難しいケースはありますが、絶対的なものではなく、あくまで相対的なものです。「難しいと感じられる患者」という方がしっくりくると思います。このタイプの患者について考える際には、患者自身の要因のほか、医師側の要因、両者を取り巻く環境要因も検討せねばなりません[6]。以下、各々について概説します（図3）。

（1）患者側の要因

まずは患者の身体的要因があります。身体疾患による苦痛、慢性疾患による長期の闘病生活などはイライラの閾値を下げるため、医療者に対して易怒性が向かうことがあります。また、加齢による難聴など、コミュニケーションがとりにくいケースでも対応に困難を生じます。

次に精神疾患による難しさがあります。疎通の困難さという点では幻覚・妄想状態を呈する統合失調症圏があがります。幻聴や被害妄想などを訴える場合には、対応に困難を感じることが多いと思います。しかし明らかに疾患であると捉えやすいため、強い陰性感情につながらないことも多いです。

むしろ医療者を悩ませ難渋するのは、パーソナリティが絡むケースです。要求を通そうとしたり、怒りやイライラが目立つ患者です。たとえば境界性パーソナリティ障害のように医療者に対する操作性がみられると、さらに対応が難しくなります。その他、執拗に身体症状を訴えて頻回に受診するようなケースでは陰性感情を掻き立てられることが多いです。

精神科医にとっても後者の方が対応に難渋します。精神疾患、とくに精神病圏といわれる統合失調症圏の場合には薬物療法をはじめとした治療方針が立てやすいですが、後者のように身体症状を訴えるタイプの神経症圏、あるいは本人のパーソナリティ素因の関与が大きい場合には思うように症状の改善がみられず、どこまで医療で扱うべきかと悩むケースも少なくなく、医師側にも苛立ちが生じてきます。

（2）医師側の要因

患者だけではなく、治療者である医師側の要因も考えねばなりません。

まずは医師としての医療技術不足があります。医学的な技量が足りずに診療に戸惑ったり、わからないことを知られまいとごまかそうとするケースです。患者側に不信感が生まれ、結果として患者の怒りやイライラにつながることがあります。医師は全てを知っているわけではありません。わからないことをはっきりと伝え、その場で調べるくらいの方が患者からの信頼は得られると思います。

次にコミュニケーション能力です。淡々と事務的で寡黙な医師、雑談が多くておしゃべりな医師などさまざまなタイプがいていいのですが、患者とのやりとりの基本をおさえておかないと、トラブルのリスクは高まります。

医師の外見や態度、医師自身の精神状態にも留意が必要です。服装や頭髪が乱れていたり、尊大な態度で接すれば、当然のことながら患者は不快感を覚えます。赤ひげ的な風貌の持ち主であっても豊富な経験値で患者に慕われるカリスマレベルであれば別ですが、大方の医師はそうはいきません。

また、疲労が蓄積していたり、職場や家庭などでの問題を抱えて心身が不安定な状態にあると、それを隠しきれずにイライラが診療場面で出てしまうことがあります。また、患者の診断がつかなかったり、治療が思うようにいかないケースでも、知らず知らずのうちに話し口調がきつくなるなど患者に当たってしまいがちです。

最近では入職時研修などで医師に対してもコミュニケーション・接遇研修が行われることが多くなりましたが、特別なことは必要ありません。普通の身なりで落ち着いた態度で診察に当たることが基本です。ときどき満面の笑みで妙に声高で丁寧な対応をする医師がいますが、やり過ぎも演技的にみえ、かえって患者の不信感を生じさせます。自身や自身の家族がどのような医師にみてもらいたいかを想像するといいと思います。つまるところ、落ち着いて患者に目を向け、大事なことを端的に伝えることができる能力が求められていると思います。

安定した診療を行うには、医師自身の心身の安定を保つことが必要です。自身なりのストレス低減方法を見つけて実践し、常に心身のコントロールをはかる意識を持つことが大事です。

（3）環境要因

患者と医師を取り巻く環境が影響することもあります。まずは診察室の環境です。温度や湿度が不適切、整理されていない机や清潔感のない診察台は、患者に不快感を与えます。外からの声が漏れてくるような診察室のつくりにも留意が必要です。医療安全上、診察室の後ろ側がカーテンになっている施設が多いと思いますが、がんの告知など話の内容や患者によっては扉を閉めるなど臨機応変に対応したいところです。隣りの診察室や後ろ通路から医療者の話し声や電話の音が聞こえるのは望ましくありません。

近年では外国人患者が増えています。診察の際、言葉や文化の違いが双方のコミュニケーションの妨げとなり、医師からみると扱いが難しい患者となってしまうことがあります。そこを埋めるべく、医療通訳を置く医療機関も出てきています。

これら環境要因については、事務方も含めた医療機関全体で検討すべき問題です。患者からの投書やアンケート調査なども有用です。筆者の勤務先でも最近待合室にBGMを流し始めました。開始後のアンケートでは緊張を和らげる効果があると概ね高評価でした。一方で音量が大きい、診察室まで聞こえるのは邪魔などの少数意見もありました。これらは全てよりよい環境づくりにつなげていくための貴重な声となります。

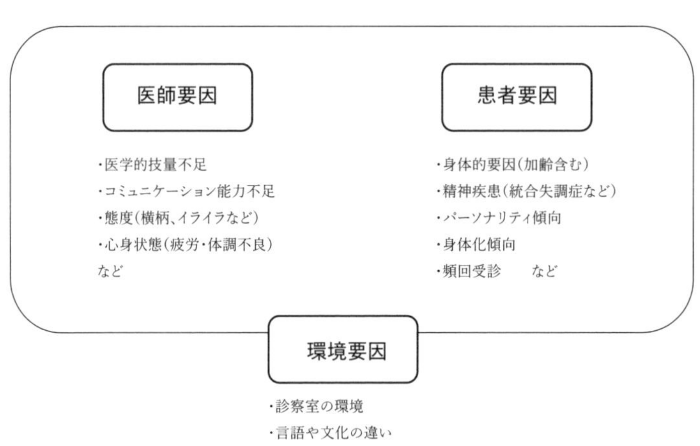

図３　「難しい患者」が生じる要因

〈参考文献〉

1）Andrade EB, et al:The enduring impact of transient emotions on decision making. Organizational Behavior and Human Decision Processes.2009;109（１）: 1 -8.

2）日野原重明：仁木久恵訳．新訂平静の心オスラー博士講義集．東京：医学書院；1983.P 3 -5.

3）Croskerry P:The importance of cognitive errors in diagnosis and strategies to minimize them.Acad Med.2003;78（８）:775-780. PMID: 12915363

4）Jackson JL, et al:Difficult patient encounters in the ambulatory clinic: clinical predictors and outcomes. Arch Intern Med.1999 ;159（10）:1069-1075. PMID: 10335683

5）Schmidt HG, et al:Do patients' disruptive behaviours influence the accuracy of a doctor's diagnosis ？ A randomised experiment. BMJ Qual Saf.2017;26（１）:19-23. PMID: 26951795

6）Cannarella Lorenzetti R, et al:Managing difficult encounters: understanding physician, patient, and situational factors. Am Fam Physician.2013;87（６）:419-425. PMID: 23547575

column.2

ユマニチュードと陰性感情

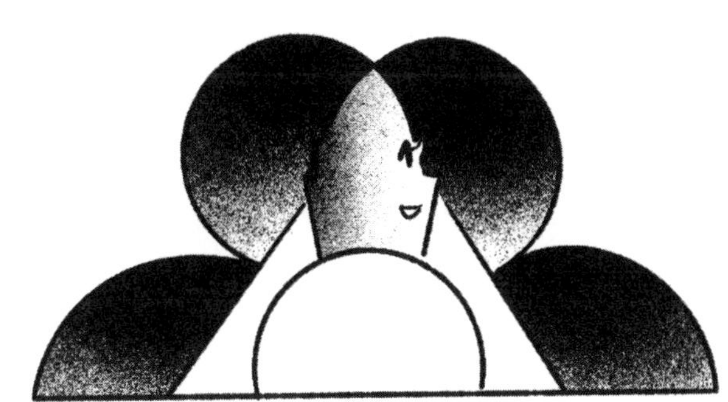

認知症をはじめとした高齢者のケアメソッドのひとつとしてユマニチュード（Humanitude）が注目されています。ユマニチュードとは「人間らしさを取り戻す」という意味をもつフランス語の造語であり、「見る」「話す」「触れる」「立つ」を「ケアの4つの柱」としたケア・コミュニケーション技法です[1)]。この技法は、言語・非言語メッセージを双方向に交わしていくことにポイントがあります。

「見る」では、視線の高さを合わせてゆっくりと正面から見ることで、平等な関係性、相手に正直であることを伝えます。0.5秒以上のアイコンタクトが必要とされています。

「話す」では、ゆっくりと低めの声で話します。これにより安定した関係性、穏やかな状況をつくり出します。また、患者からの反応が見られないようなときには「温かいタオルで右足の甲を拭いていますよ」などとケアの動きを実況中継するオートフィードバック法を用います。これにより介護されている側が自身の存在を認知するのをたすけます。

「触れる」では、ケアの際にできるだけ体の鈍感な場所（腕や肩など）を広い面積で触れ、ゆっくりと手を動かすことで優しさを伝え、安心感を与えます。唐突につかむような行為は攻撃されたと感じてしまい、ケアの抵抗につながります。

「立つ」ことは、寝ている状態よりも視野が広がり、自身の存在に対する自覚を持ちやすくします。人間は直立する動物であり、立つことで人間であることの尊厳を自覚できるように促します。

以上がユマニチュードの基本的考え方です。介護現場においては、ケアに携わる全てのスタッフにとって有用です。ユマニチュードを技法として学ぶことで、ケアする側に精神的余裕が生まれることが大きいです。そしてその余裕がケアされる側にも伝わり、双方の陰性感情の出現を極力おさえることができます。この技法は、介護場面だけではなく、通常の診療における医師―患者関係においても、陰性感情低減ツールとして使えます。視線の高さを合わせて座り、静かなトーンで話すことは、患者と話す際の基本です。また診療上患者に触れる際には、オートフィードバック法を使い「これから左腕で血圧を測ります。少し締め付けられるように感じますが、すぐに緩みます」などと「話しながら静かに触れる」ことを意識することで患者を安心させることができます。

このようにユマニチュードには陰性感情を回避するヒントが含まれています。技法として理解しておくとよいと思います。

1）日本ユマニチュード学会HP（https://jhuma.org/）

第3章

精神科医のスタンスと診療

本章では、内科や外科など一般診療科医向けに、精神科医のスタンスと精神科医の患者の診かたについて述べたいと思います。なぜここで扱うかというと、精神科は何かと陰性感情と関連する部分が多く、他科の医師にとっても、精神科を知ることや精神科診療の見立て方を学ぶことは、陰性感情に対応する手がかりになると考えられるからです。

自虐的に聞こえるかもしれませんが、精神科・精神科医は一般医療の場において何かと陰性感情を持たれがちだと思います。また、精神疾患を有する患者も、陰性感情を抱かれやすい傾向があります。その基盤には、精神科に対する理解が不十分であることがあるように感じます。精神科医の立ち位置を知り、精神科医が精神症状を呈する患者をどのように評価しているかを理解することは、精神科に対するハードルを下げることにつながり、一般診療においても役に立つと思います。

1. 精神科医と一般科医の違い

（1）精神科医と一般科医

精神科医とそれ以外の科の医師を分けるときに一般科医という言い方があります。その他にも身体科医という言い方もあります。精神を診る医師、身体を診る医師という分け方です。いずれも同じ医師であるはずですが、一般医療の現場においては、精神科を他の診療科と分けて考えることが多いです。

そこには心と体を別個のものとする心身二元論の考え方があります。実際には強い不安が自律神経症状を伴っていたり、がんなどの身体疾患があることで不安やうつ状態につながることがあるように、両者を分けて考えることはできないはずです。しかしながら心と体の間には埋めがたい溝があるのも事実です。

精神科以外の医師からすると、精神症状については検査などで客観的に評価するのが難しく、実体をつかみきれないもどかしさを感じるかもしれません。ときには、何だかわからないから精神科、話が通じないから精神科、暴れているから精神科とされてしまうことがあります。医師自身が患者の状態を理解できず、思い通りに話が通じなければ精神科の患者だと判断してしまうこともあります。そこには患者に対する陰性感情がみえ、そのさらに奥には精神科そのもの対する陰性感情が存在していることがあります。

精神科医側も身体を診るのが苦手だというコンプレックスを持つことで、自ら一般医療から距離をとってしまっているところもあるかもしれませんが、精神科医としてはどうしても一般診療科と同等に扱われていないという思いを持ってしまいます。

このように精神科医と一般科医を巡ってはお互いに様々な感情が基盤に流れています。

（2）精神科医の構え

精神科医と一般科医の違いのひとつはスピード感です。一般科医においては救急をはじめとして、即座に病状を評価して治療に入るのが望ましいですが、精神科医の場合には観察から入ります。もちろん強い希死念慮や急な興奮状態を呈する患者を前にするような場合は別ですが、通常の診療においては若干の時間的余裕があります。精神科医の基本的な構えの特徴は、少し立ち止まって患者を観察し、家族を含めた社会背景まで見渡すところにあります。精神分析家の松木は「精神科医は、動く前に考えないといけない」[1)]と述べていますが、ここが一般科医からすると「対処が遅い」「早く何とかしてほしい」「精神科医は役に立たない」という精神科医への陰性感情につながる要因のひとつとなっているかもしれません。

精神科臨床においては、患者とほどよい距離感を意識することが大事なのですが、これが他科の医師からは冷たく感じられるのだと思います。ここを理解できると、精神科医に対する印象も少しは変わってくるかもしれません。しかもこの「ほどよい距離感」が、「患者に対する陰性感情を生じさせない」「患者から陰性感情を向けられない」ための重要ポイントになります。

さて、患者を診察する際に立ち止まるという姿勢ですが、これは一般医療においても広く有効です。忙しくなると視野が狭くなりがちですが、ちょっと止まってその場を引いて見る意識を持つことは、医療事故のリスクを減らすことにもつながります。最近では医療安全上、手術の際にタイムアウトを導入している医療機関も多いと思います。これは関係者が一度手を止めて患者の名前や手術部位などを確認する作業です。これこそまさに立ち止まりによる利点を生かしたものといえるでしょう。

（3）精神病棟への転棟

精神科病棟を有する総合病院において、精神科医と一般科医がよくもめるのが、精神病棟への転棟を巡るケースです。たとえばSLEによる精神症状が強く、精神病棟への転棟を精神科医へ依頼するような場合です。

患者が精神病棟への入院に同意できず任意入院ができない場合には、精神保健指定医の診察のもと医療保護入院が必要になります。その際には家族等（配偶者、親権者、扶養義務者、後見人、保佐人）の同意が必須になります。これは精神保健福祉法で決められており、一般病棟のように簡単には転棟できません。

医療保護入院が必要な場合には、精神科としては「家族はいるのか？」「その家族は入院に同意できているか？」などについて質問せざるを得ません。その仕組みを知らないと「精神科医はいちいち面倒なことをいう」「冷たいな」「入院を受けたくないだけだろう」と精神科医に対する陰性感情が噴き出してしまいます。精神科医としては、法を遵守しなければならないのです。精神保健指定医が、治療のためにどうしても避けることができない身体的拘束など患者の行動制限を指示できるのも、この法のバックアップがあってのことです。医師国家試験前には必ず勉強する精神科の入院形態について、一度整理しておくとよいと思います。

2. 精神科医の患者の診かた

精神科医には精神科医なりのスタンスがあることを前述しました。次にもう少し詳しく精神科医の患者の診たかについて述べたいと思います。

精神症状があるということだけで患者に対して陰性感情を向けてしまう医師もいます。一番の原因は、相手がよくわからないことにあります。相手を知る、つまり精神症状の診かたを知り、患者の状態がわかるようになると、結果として陰性感情の軽減につながってくると思います。

（1）精神科診断について

一般科医師からすると、精神科診断は、身体診察、血液検査や画像検査などの客観的評価で診断するわけではなく、何となく話を聞いて、何となく判断しているようにしかみえないかもしれません。

精神疾患の診断については、大きく２つの考え方があります。

古くは病因に基づく診断が行われていました。伝統的診断（従来診断）といわれ、外因（身体因）、内因、心因とわける考え方です（図４）。しかしこの方法だと、内因と心因の区別が曖昧なケースがあるなど医師間の診断一致率が低いことが指摘され、研究を行う際にも支障があり、別の基準を作るべきではないかという流れが出てきました。

そこで登場したのがアメリカ精神医学会による診断基準であるDSM（Diagnostic and Statistical Manual for Mental Disorders）を用いた操作的診断です。DSMは操作的診断基準といわれ、病因論は一旦保留とし、具体的な基準に従って診断を行えば一定の結論に達しうる客観性を有するとされる診断基準です。客観性といってもそこに絶対性があるわけではなく、あくまでそう分類すると便利であるということです。恣意性を完全に排除できていないことには留意が必要です。

DSMは改訂が繰り返されており、DSM-Ⅲ（1980）から明確に操作的診断基準の考え方が導入され、現在はDSM-５（2013）として使用されています。なお、世界保健機構（WHO）による国際疾病分類であるICD（International Classification of Disease）においても、これに倣うかたちでICD-10（1992）から操作的診断基準の考え方を含んだ内容となっています。DSM-５を踏まえたICD-11は2019年にWHOにおいて採択され、2022年に正式に発効される予定です。

現在の主流は国際的にも使用されている操作的診断であり、治験や論文作成においてもDSMに基づく診断が求められます。本邦の教科書でもDSMに準拠したものがほとんどです。実際の診療場面においてもDSMが普及してきていますが、伝統的診断が消えたわけではありません。本来は研究目的でDSM、臨床現場では伝統的診断を使うのが自然なかたちですが、両診断法に優劣があるわけではありません。それぞれの利点を生かし、状況に応じて使い分けているのが現状であり、望ましい姿です（表１）。

精神科一般臨床の場においては、診断基準を使うとしても、その前段階として精神症状の見立ての際には伝統的診断が有用です。というより、ほとんどの精神科医の見立ての基本的思考の基盤には、伝統的診断があると思います。

図４伝統的診断の考え方

①外因（身体因）：身体的基盤が明確

・脳自体に病変：器質性精神障害
頭部外傷、脳腫瘍、髄膜脳炎（ウイルス性、細菌性、結核性）、神経梅毒、認知症など

・脳以外の身体疾患が脳に影響：症状性精神障害
肝性脳症、膠原病、甲状腺疾患など

・身体疾患の治療薬や中毒性物質が脳に影響：中毒性精神障害
ステロイド製剤、アルコール、覚せい剤など

②内因：遺伝や体質含めた身体的基盤が想定されるも、現時点では明らかな原因が不明
統合失調症、双極性障害、（内因性）うつ病

③心因：心理的なストレスや環境因が原因として想定される
神経症、心因反応など

表１　伝統的診断と操作的診断の特徴

- **伝統的診断の特徴：質的診断、横断面・縦断面（時間経過）ともに重視**

〈利点〉

- 発病の原因を明確にできないにしても、心理的な要因がどのくらい関わっているのかなど、質的な観点から病態をみることで、より丁寧な治療対応につなげられる。

〈欠点〉

- 内因と心因を区別し難く、医師の見解により診断が異なることがある。これは研究には不利。
- パニック障害に器質因が指摘されるなど、これまで心因とされてきたなかにも外因の関与が指摘されるようになってきた。今後の研究でさらに器質因が見つかる可能性があり、３分法（外因、内因、心因）に無理が出てきた。

- **操作的診断の特徴：量的診断、横断面を重視**

〈利点〉

- 症状の数え上げによる診断であり、医師間の診断の一致率が上がる。
- 学派や国を問わず「共通言語」として使える診断基準であり、研究には有利。

〈欠点〉

- 同じ「うつ病」の診断でも発病の基盤は様々であり、それにより治療対応も変わってくる。
- 操作的診断のみではその議論が抜け落ち、治療の質の低下につながりうる。

（2）精神症状を有する患者の診断についての考え方

次に精神症状を認める患者の診察の流れについて説明します。精神科診断を進める際には、個人特性が土台にあり、その上に疾患診断が乗っていると考えるとわかりやすいです。（図5）。

疾患については、いわゆる伝統的診断に基づいた見方をします。外因（身体因）→内因→心因と進めていくのが原則です。これにもうひとつ、それらの疾患の基盤となる個人的特性を考えるという流れです。

■疾患としての軸

①身体的基盤や使用薬剤の影響を評価する

まずは外因に相当する身体的基盤や使用している薬剤の影響について評価します。落ち込んでいるからうつ病、幻覚・妄想があるから統合失調症ではありません。甲状腺機能異常に伴ううつ状態や躁状態、自己免疫性脳炎などに伴う幻覚・妄想の可能性もありえます。そこを見逃すことがないよう身体状況を確認します。身体因を完全に否定できない場合には、その可能性を頭の片隅に残しておくことが望まれます。一旦身体因がないとされてしまうと精神疾患だと決めつけてしまうことになり、その後、何らかの身体変調をきたしても、気づくのが遅れてしまうことがあります。

患者側としては、身体の病気だと思って受診したのに「気のせいです」「ストレスです」などと精神的なものだと結論づけられ、しっかり診察してもらえていないように感じ、医師に対する陰性感情につながることもあります。ここは精神科というよりも内科や外科診療そのものです。本来の診療をしっかり行うことが求められます。

使用薬剤についても留意が必要です。内科診療でよくあるのがステロイド製剤です。ステロイド製剤による精神症状は躁状態や不眠が多いですが、長期投与の場合にはうつ状態を来すこともあります。インターフェロンや一部の降圧薬（β遮断薬、レセルピン、カルシウム拮抗薬）ではうつ状態を惹起することもあります。H２受容体拮抗薬にはせん妄のリスクがあり、とくに高齢者には注意が必要です。投与の必要性がなくなっているのに、漫然と投与されていることが多い薬剤です。内服薬は必要最低限にする意識が必要に思います。

また、アルコールも薬物の範疇に入ります。多量飲酒が習慣化している患者が入院して急な断酒状態になると、アルコール離脱症候群のリスクがあります。入院して数日後に動悸や発汗などの自律神経症状とともに幻視や振戦を認める場合には、ほぼ間違いありません。入院時の飲酒歴は是非確認しておきたいところです。

薬剤として救急場面で留意したいのが覚せい剤などの違法ドラッグです。突然の精神運動興奮を来す場合には鑑別に入れるべきです。最近ではネット上で購入できるドラッグもあり、油断できません。これに関しては疑わなければ見つけることはできません。

②統合失調症、双極性障害、うつ病の可能性を考える

これらはいわゆる内因性とされてきた精神科の代表的疾患です。内因性とは何らかの身体的基盤の存在が想定されるものの、現時点ではまだ明らかにされていないということです。統合失調症や双極性障害については様々な生物学的研究が進んでいますが、まだ明確な身体的原因には到達していません。発病契機も明らかではなく、心理学的にも了解できるものではありません。統合失調症では、その人の人生の流れから想像しがたい言動の変化を認め、双極性障害では気分の上がり下がりだけではなく、普段と比べて人が変わってしまったような質的な変化が感じられます。これらは生物学的な病、つまり身体疾患に近いところにある病態です。こうした背景を裏付けるように、精神疾患のなかでは薬物療法をはじめとした生物学的アプローチが有効な一群です。これらを疑った場合には、精神科医に紹介するのが望ましいです。

図5において、うつ病を一段下げているのには理由があります。うつ病のなかには、いわゆる内因性うつ病といわれてきた生物学的な要因が大きなタイプから、環境因や心理的要因が大きいタイプまでかなり異質なものが混在しています。治療上は前者では薬物療法の有用性が高く、後者に近づくほど環境調整や心理的アプローチがメインになります。操作的診断でうつ病と診断し、安易に薬物療法だけに走ると治療はうまくいきません。一般医としてはうつ状態であることに気づき、身体的基盤がないかを確認し、大きな問題がなければ精神科医に相談するのが安全です。

③その他の疾患を考える（いわゆる心因性、それ以外）

伝統的診断で最後にくるのは心因です。心理的な原因からくるもの、つまり患者を取り巻く環境に対する不安や葛藤などを基盤として症状が出現するものです。代表的なものとして、急性のストレス反応である心因反応、慢性的な悩みが症状の基盤となっている神経症があります。今でも精神科臨床では使用されている用語ですが、DSM-5においては病因論から距離を置いているため、これらの病名は使われていません。

伝統的診断においては、外因、内因に分けられないものは全て心因と分類していました。しかし強迫症（強迫性障害）や摂食障害、睡眠障害などは、心因の枠に入れるには違和感があります。この枠は、心因性と考えられるものとそれ以外とするのが現実的です。

精神診断について改めてまとめると、はじめに身体的基盤の有無を評価し、次に統合失調症、双極性障害、うつ病の可能性を考える。その後に、その他諸々の精神疾患について鑑別していくというのが基本的な考え方となります。

■個人特性としての軸

もうひとつの観点は個人特性です。パーソナリティ障害や発達障害という診断名がつくことがありますが、これは疾患というよりも、個人特性と考えた方がいいです。何らかのパーソナリティ特性や発達障害の要素を有する患者が、統合失調症やうつ病になることもあります。精神科とは無縁な一般診療科を訪れる患者においても、そのパーソナリティ特性や発達障害的な要素の有無に留意して診察を行うことは、患者を理解し、双方の関係性を良好に保つ上で有効です。

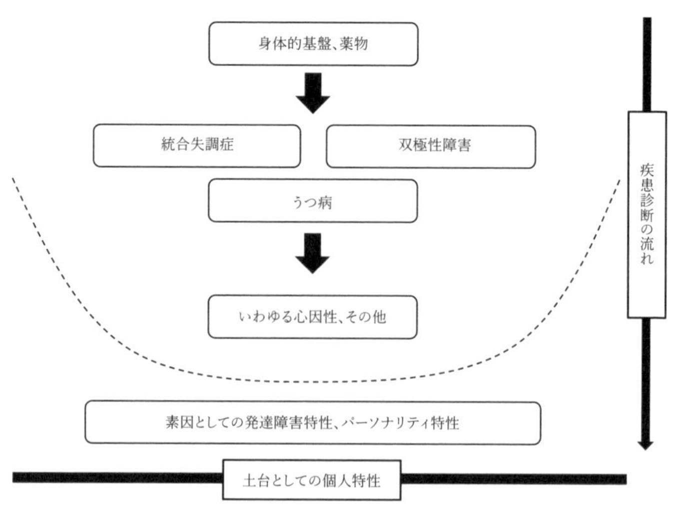

図５　精神科診断の考え方

（3）精神症状を有する患者の診かたの手順

次に実際の患者をどのようにみているか、初診時の手順について述べます。図6に示したような流れで進めていきます。

①診察前情報の収集

初診時については、全くの初診ケース、他院からの紹介ケースがあります。どのような患者なのか、初診時には医師側にも少なからず緊張が伴います。先入観にとらわれないようにするため、事前情報を入れずに診るという考え方もありますが、通常はできるだけ情報を得ておいた方が安心した診察ができます。

紹介患者であれば紹介状を参考にしますが、事前情報として有用なのが問診票です。ここから得られる情報は大きいです。書いてある内容はもちろんですが、文字や文章の作り方をみると、患者の知的レベルやエネルギーレベルを想定することができます。うつ状態では空欄が多く、躁状態では大きな字で枠からはみ出るくらいの勢いで書いてあることもあります。きれいに整った文字で記載している場合には几帳面なパーソナリティであることを推測できますし、強迫的な傾向があるかもと疑うこともあります。本人ではなく付き添い者が記載している場合には、認知機能が落ちているか、本人が受診に納得しておらず渋々来院している可能性があります。

②外観の評価

ここまでは書面上での評価でしたが、百聞は一見に如かずで、実際に患者の姿を見ることでさらなる情報を得ることができます。この段階では「診る」ではなく、ちらっと「見る」くらいで十分です。できることなら診察前に、待合室での様子を覗き見できるといいです。独り言を発して周囲を警戒していれば幻覚や妄想、大声でしゃべっていれば躁状態が疑われます。この状況になっていれば、外来看護師やクラークから診察前に声がかかると思いますが、急ぎで対応した方がいいケースです。

患者を呼び入れた際には、診察室の椅子に座るまでの様子観察も重要です。服装や化粧具合、歩き方、表情に留意します。奇異な恰好をしていたり、身だしなみが整えられていない場合には、慢性期の統合失調症の可能性もあります。派手な服装で化粧が濃ければ躁状態を疑います。歩き方については脳の器質的障害を推測できることがあります。麻痺があれば脳血管障害、小刻み歩行があればパーキンソニズムを疑います。足を左右に広げてすり足歩行する特徴的な歩き方では正常圧水頭症を疑います。

このように診察前情報と外観だけでも、鑑別診断を進めることができます。ある程度、診断を想定してから面接を行うと、聞くべきポイントもはっきりしてきます。

③面接にて病歴を確認

ここまできてようやく患者と対面して話し始めることになります。一般診療科と同様に、現病歴、既往歴、家族歴はもちろんのこと、精神科診療において特徴的なのは以下に述べる生活歴の聴取です。

出生時からの発達状況、学校生活への適応状況や友人との関わり、職場での人間関係などについても聞いておきたいところです。生活上の変化に伴う症状出現なのか、とくに誘因なく出てきた症状なのかは病態をつかむ上で重要な情報です。大学に入学するまでは特に問題はなかったのに、その後から急に人が変わったようになって引きこもったなどという経過があれば、統合失調症の発病を考えねばなりません。このように生活上で大きく変化したところを屈曲点といい、その人の人生において連続性を欠く時点があれば、そこが発病時点であると推定できることもあります。逆に屈曲点がなく幼少期から問題が続いている場合には、発達の問題やパーソナリティの偏りについて考えます。

アルコールの飲酒状況も確認しておきたいです。先に述べましたが、連日の多量飲酒がある場合には、入院時における離脱症候群のリスクを考えねばなりません。早くわかればベンゾジアゼピン受容体作動薬を投与し、離脱期をこえることもできます。一旦離脱症状を起こしてしまうと、その後の対処は数倍大変になります。

女性については月経歴について聞くことも重要です。月経前にイライラが強いなど月経前症候群が疑われるケースも少なくありません。

④精神症状から状態像、そして診断へ

精神症状は、意識状態、知覚（幻覚など）、思考（妄想、滅裂思考など）、感情（抑うつ気分、爽快気分など）、意志・欲動（昏迷など）、自我、記憶などの要素に分けられますが、これらを個別に確認するというよりは、病歴を聴取する過程において評価し、あとで不足分を聞いていくのが一般的です。

これらの精神症状に、不眠や食欲不振などの身体症状、先に述べた外観、診察中の表出なども総合的に評価し、状態像を捉えていきます。状態像にはうつ状態、幻覚妄想状態などがあります。一例をあげると、うつっぽいからうつ病と診断するのではなく、うつ状態として診断を一旦保留とし、このうつの出所がどこからなのかを前述した流れで鑑別していきます。うつ状態をきたす身体的基盤や薬剤の投与がなく、統合失調症や双極性障害が否定的であれば、うつ病の可能性が高くなります。しかしそこにとどまらず、環境因の関わりがどのくらいあるのか、もともとのパーソナリティや発達特性はみられないかなどを見極めていきます。これが精神科診断の一般的な流れです。

次章では、患者と適度な距離を保つためには、どのような話の聴き方をするのがよいかについて考えてみたいと思います。

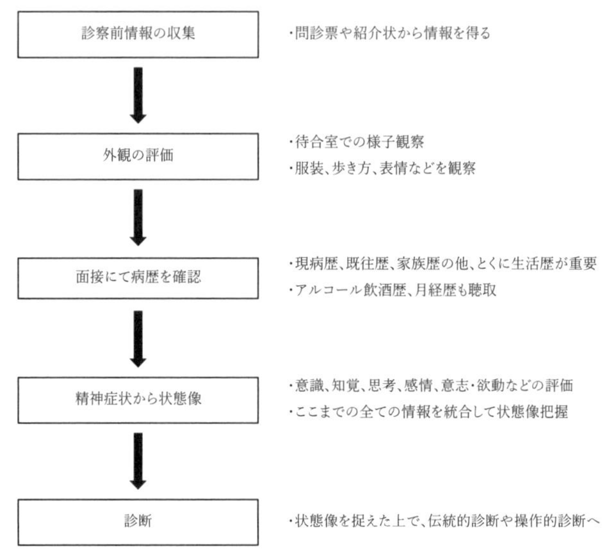

図６　初診時における精神科診断の進め方

〈参考文献〉

1）西平 直、松木 邦裕：無心の対話：精神分析フィロソフィア．東京：創元社；2017．P47.

column.3

「それはわかっています」に注意

診療場面において、医師が「それはわかっています」と発言するとき、患者はどのように感じるでしょうか。理解してもらったというより、口をふさがれたように感じるのではないでしょうか。とくに「わかっていますよ、わかってます」と繰り返す場合には、患者としては突き放された感じを強く持ち、医師に対する陰性感情につながる可能性があります。患者側としては「そう簡単にわかりっこない」という思いも湧き上がってくるかもしれません。医師のこの発言の裏には、もうその話は聞きたくないという意識が少なからず隠れています。早く話をまとめて終わらせたいのに「それはわかっています」と言ったがゆえに、かえって話がこじれて長引いてしまうこともあります。

患者を「わかる」というのは簡単なことではありません。血液検査や画像検査などで身体疾患の診断がつき、治療方針が定まったという意味での「わかる」はあるものの、我々精神医療の分野では、何回かの面接を繰り返すなかで見えてくることがあれば、逆にわからないことが新たに出てくることもあります。しかしながらこうしたやりとりのなかからお互いの理解がすすみ、いい方向に進んでいくこともあります。

一般診療科においても、疼痛を訴えるケースなど、器質因だけではなく心理面など様々な要因が絡むと思われるケースもあるでしょう。これらについては器質的な要因を十分に精査して「わかる」部分をできるだけ大きく明確にしておくことが大切です。それでもみえにくいところについては無理に結論づけるのではなく、何がわからないかをわかろうとする姿勢で診療を行うのがいいです。直ちに命に関わる状況でなければ、ゆっくりみていくことも一方法です。そうすることで医師と患者間の緊張が解け、少し緩んだ中から何かがみえてくることもあります。焦って解決しようとすることはお互いの陰性感情につながることがあります。

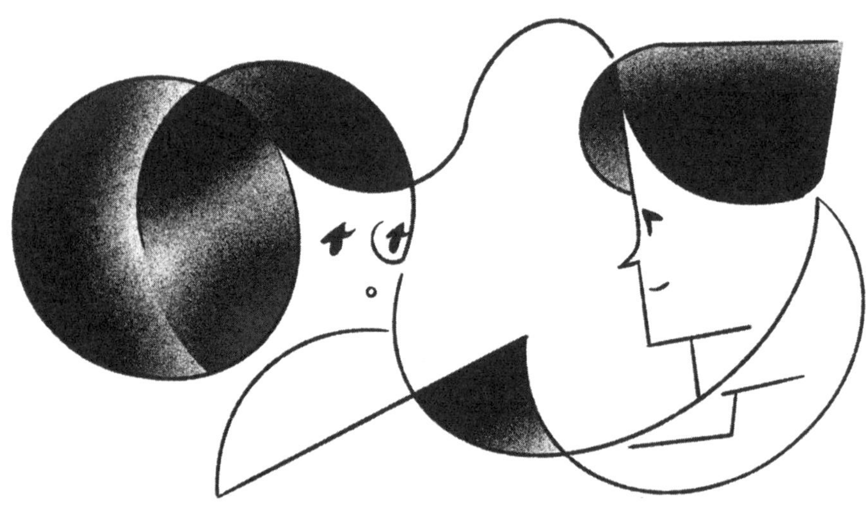

第4章

話の聴き方の基本

診療の基本は何といっても患者の話を聴くことです。これは精神科に限らず全ての科に共通します。医師と患者間に陰性感情が生じるのも、話を聴くことができていないことに起因することが多いです。患者からの陰性感情を生じにくくする一番の方法は、話の聴き方を身につけることです。その基本となるのは傾聴・受容・共感です。これは精神科診療の柱となるものですが、通常の医療面接においても大事であり、理解しておくことが望まれます。

1. 傾聴・受容・共感とは

初期研修医に患者の話を聴く際に大事なことは？と質問すると「傾聴・受容・共感です」と返ってきます。ただもう一歩踏み込んで、具体的にはどういうこと？と問うと、答えに窮することが少なくありません。耳を傾け、相手の思いを受け入れて、自身が相手の立場にあると仮定して感じとることなどの答えが想定されますが、実際にこれらは重なるところもあり、各々の用語の定義をきれいに分けて語ることは難しいです。

一般科医としてはざっくりと「患者に関心を向けながら相手を知ろうとする意識を持ちながら聴くこと」と理解しておくとよいと思います。しかし精神科医の傾聴・受容・共感についての考え方が一般診療にも役立つところがあるので、もう少しだけ踏み込んでみます。

（1）傾聴

傾聴とは、相手に対して注意を向けて聴くということだけではなく、文字通り耳を患者側に若干傾けた姿勢をとることも「聴く」ことのひとつの要素と考えられます。治療者の表情、話すスピード、声のトーンや大きさも傾聴をかたちづくっています。傾聴のポイントは意識的に聴くことですが、あまりに聴きたい思いが前面に出過ぎると、患者は圧迫感を覚え、話にブレーキがかかってしまいます。ほどよく力が抜けつつも意識的に話を聴こうとする思いがあれば、それが医師の姿にも現れ、患者側にも聴いてもらえたという感覚が生じてきます。

神田橋[1)]は、四国巡礼のお遍路さんの菅笠に書きつけてある「同行二人」を例に出して傾聴について語っています。「同行二人」とは巡礼中ひとりで歩いていても常に弘法大師がそばにいて守ってくれているというものです。お遍路さんに相当する患者と、弘法大師に相当する治療者が同じところに目を向け、問題となっているテーマについて考える、つまり三角形の構図（図7）をつくることが傾聴の前提としています。

そしてこの「同行二人」のイメージが壊れないよう質問したり、答えたり、配慮し続けることが傾聴のメカニズムなのではないかと述べています。話の展開を変えたいときに「だけど、〇〇という考え方もあるでしょう？」という言い方をしてしまうと患者と真っ向勝負してしまうことになり、三角形は崩れ、共に居るという「同行二人」は壊れてしまいます。「別の角度から見れば」「ちょっと視点を変えてみれば」などと前置きすると、患者と治療者はぶつかり合うことなく「同行二人」を維持していけます。その姿勢を意識することが傾聴だとすると、結果として受容、共感にもつながります。話を聴くときには前のめりになり過ぎることなく、客観的な目、次章で述べますが自身を俯瞰する目がポイントになります。また「別の角度から見れば」という考え方は、ある状況において常に決まった思考パターンになるところに、別の考え方もあることを学んでいく認知行動療法にも通底しています。ひとつの技法として理解しておくとよいと思います。

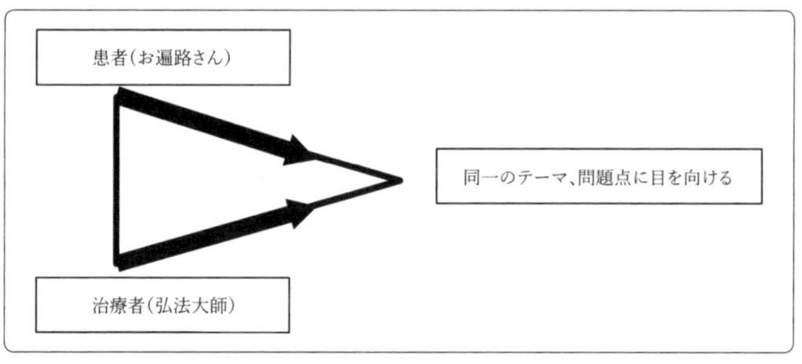

図７　三角形の構図　-傾聴の前提-

（２）受容と共感

受容と共感については、松木が示している話の聴き方が参考になります(図８)。傾聴、受容、共感は連続するものですが、③で述べていることがほぼ共感に相当します。

ここでよく問題になるのは、自身が経験していないことを共感できるのかという疑問です。たとえば患者が日々強い痛みに苦しんでいるケースでは、治療者が経験したことがなければ本当のところはわかりません。ただしわからなくても共感しようという思いがあれば、痛みの程度に差はあるものの自身がこれまでの経験したことがある「痛み」をもとに少しでも理解しようとすることはできます。

このように何とか理解しようとする姿勢そのものが共感といえるかもしれません。河合[2)]は共感的理解について、相手と自身の体験がよく似ているから共感できるのではなく、自身の体験とは相当違っていても、それ故にその違う体験を共通に感じ合おうとしてこそ、二人は深い理解に至るといっていいかもしれないと述べています。

医療面接の指導場面で「受容と共感は意識できていますか？」と質問し

たときに、「ちゃんとできています」と即答する場合には実際にはできていないように思います。そう簡単ではないからです。「しようとしているのですがなかなか難しいです」と歯切れが悪い返答の方が、受容や共感できているかもしれません。

傾聴・受容・共感を自分のものにすることは精神科医であっても困難な道のりです。しかしその難しさを知り、できるだけ実現できるように意識していくことでいいのだと思います。そうした姿勢は患者にも伝わり、よりよい面接につながっていきます。

図8　受容と共感のための話の聴き方

①語り表されることをそのまま受け取り、そのままついていく
　－語りに批判を入れず、ひたすら耳を傾ける。
②客観的に聴く
　－語りの内容は相手にとっては心的事実ではあるが、あくまで主観であり、客観的事実であるかはわからない。
　「・・・とこの人は思っているのだな」という客観的視点を持って話を聴く。
③私自身の体験、思いと重ねて味わい聴く（こころの深みを並走する）
　－相手の痛みや苦しさを、自身がこれまで経験してきた同型の体験と重ねて理解しようとする。
④同じ感覚にあるずれを細部に感じ取る
　－相手の思いと自身の思いのずれから生じる「なぜこの人はこう考えるのだろう」という疑問について吟味する。

（松木邦裕：耳の傾け方．東京：岩崎学術出版社；2015．P160［附表］聴き方を基に筆者作成）

2. 話を聴く際のポイント

（1）場の設定

はじめに患者を招き入れる診察室の環境を整える必要があります。まずは部屋の整理整頓です。診察室が雑然としていれば、患者はいい気持ちはしません。診察前、部屋の状況を確認することから始めます。室温や部屋の明るさも留意したいところです。

患者が座る椅子の位置関係も重要ポイントです（図９）。①のように対面する場合、患者の表情変化などをキャッチするには有利ですが、お互いの視線が正面からぶつかるため緊張度が高まります。②の場合には、ほどよく視線が合い、適度に外すこともできるので最もリラックスできます。通常の診療においてはこのかたちが最も望まれます。③については、恋人同士などお互いの心理的距離が近い関係性にある場合の位置です。通常の診療ではこの位置に座ることはないと思います。ただ検査に同伴した看護師と患者が待合の長椅子に並んで座っているときなどに、これまで聞かれな

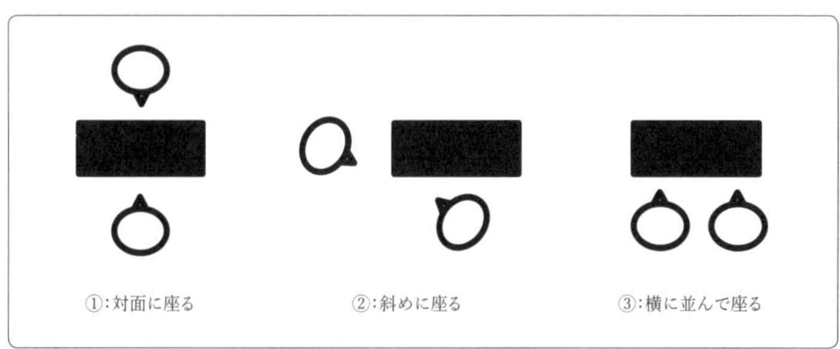

図９：対話が行われる際の座る位置

かった不安やつらい思いがポロッと出てくることがあります。精神科診療においても入院病棟のデイルームなどで横に座って調子を聞くと「実は・・・」という話が出て、新たな発見につながることもあります。

今後オンライン診療が広まってくると思いますが、画面上でお互いに正対して顔のアップ同士だと、通常診療と比べて疲労感が大きいように感じます。背景を入れたり体の軸を少しずらして自身を映す方が疲れないかもしれません。

次に問題になるのが電子カルテです。端末を置く位置もひと工夫したいところです。患者の顔をみて話しつつ、端末画面をみて入力することになります。このとき医師が画面ばかり見ているという印象を与えにくくするために、少なくとも画面をみても患者の顔がみえる位置としたいところです（図10）。キーボードをカチャカチャ打ち込む音も心地よいものではありません。とくに不安や痛みがある患者では不快度が高まります。最近は静音キーボードもあるので、できることならそうした方がいいです。医師が画面ばかり見て顔もみてくれないという苦情もよく耳にします。実際には全く顔を合わせていないわけではないと思いますが、患者にとってはそう

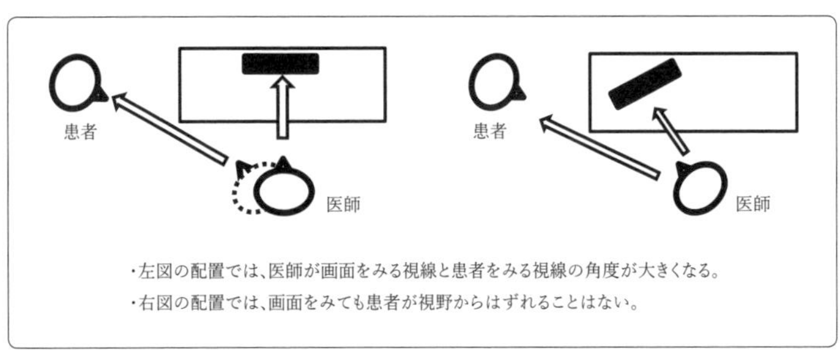

図10：医師と患者、電子カルテの位置

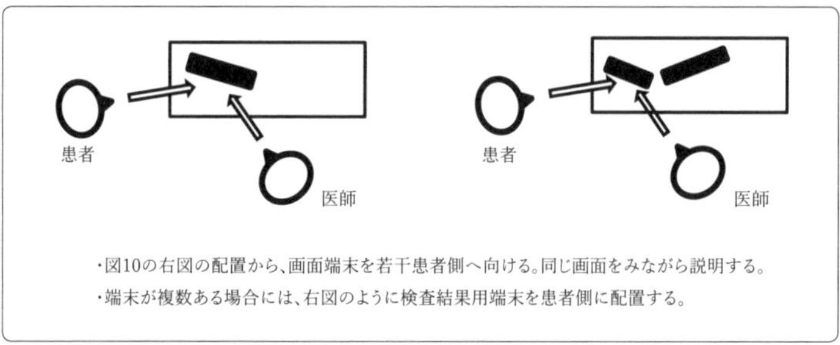

図11：患者に検査結果を説明するときの位置関係

感じられ、陰性感情につながってしまうのでしょう。図11に示すように、同じ画面を見ながら検査結果を説明したり、処方内容を一緒に確認するだけでも、こうした声はあがってこなくなると思います。画像などの検査結果は別画面として２つの端末を用意している医療機関もあると思います。その場合には検査結果用は患者側に寄せておくと便利です。

診察記録をいつ書き込むかも悩むところです。外来患者が多い場合にはその場で入力せざるを得ないですが、診察内容や患者によっては診察中には記載せず、患者が退出後にサッと打ち込む方が診察の流れを切らずにすみます。もちろん患者数と待たせている時間との兼ね合いにもよります。どちらがいいかに答えはありません。自身がスムーズに診察を進められる方法をみつけていけばいいのだと思います。

（２）話す時間の長さ

しっかり話を聴きたいのに時間がないというジレンマに陥ることは少なくありません。できることならば十分な時間を取り、余裕を持って診察したいのはどの医師も同じ思いです。しかしながら診察時間の長さと面接の質は必ずしも一致しません。たとえ5分の外来診察であっても、先に述べたような傾聴・受容・共感を意識した診療ができれば「待ち時間が長い」「診察時間が短い」といった不満が出てくることはほとんどないと思います。医師に対する陰性感情が生まれる背景には、患者の病状による部分もありますが、医師－患者間の関係性によるところが大きいです。

入院患者の話を聞く際にも、忙しそうに立ったまま話すのと、ベッドサイドの丸椅子に腰かけて患者の視線に合わせて話すのとでは大きな違いがあります。同じ5分間で話す内容が同じであっても、患者にとっては後者の方が聴いてもらえた感覚が残り、満足度は高くなります。短い時間であってもちょっとした心掛けで関係性をつくることはできます。

また、短い診療時間において効果的に心理社会的側面に対応する方法としてBATHE法を用いた面接が知られています[3)]。表2に概要を示します。はじめに患者に起きていることを確認し（B）、それに対して生じている感情について問います（A）。そして現状に対して患者がどのように解釈しているかを明らかにします（T）。これがBATHE法では最も重要な質問とされており、患者自身の状況理解を助けることにもなります。次にその状況に対する本人なりの対処法について確認します（H）。これにより飲酒や過食でストレス状況をしのいでいるなど行動面での問題が明らかになることもあります。しかし大事なことは、医師が患者の状況を理解したことを伝え、その状況においては患者の対処の仕方は正当であることを認めることにあります（E）。

BATHE法はプライマリ・ケア部門の担当医向けにつくられたものですが、あらゆる診療場面において、限られた診療時間のなかで話を聴くツールとして有用であり、患者の満足度が上がることも示されています[4)]。BATHE法には一般科医にも使いやすい精神療法のエッセンスが含まれているともいえます。ひとつの技として覚えておくといいと思います。

表2　BATHE法

B - Background（背景）：最近、生活はいかがですか？
A - Affect（感情）　：それについてどう感じますか？
T - Trouble（問題）：一番困っている状況は何ですか？
H - Handling（対処）：どのように対応していますか？
E - Empathy（共感）：それはあなたにとってとても大変なことでしょう

（生坂政臣監訳.外来診療によく効くBATHE法.東京：MEDSi;2020.P 5　表1.1より引用）

（3）診察の場における治療的意味　―話を聴くことと身体診察―

我々精神科医が日々行っている面接は、つねに精神療法としての役割を持っています。話をすること自体が治療的な意味合いを持っているということです。発する言葉、話し方ひとつで患者に安心感を与える一方で、不安を掻き立ててしまうこともあります。話を聴く姿勢や言葉が極めて重要になります。

精神療法というと精神分析療法や認知行動療法などを思い浮かべる方が多いかもしれません。しかしこれらはあくまで狭義の精神療法です。その基盤には先に述べた傾聴・受容・共感を基本とする支持的な関わりがあり、これが広義の精神療法に当たります。

このように考えると、広義の精神療法は精神科医だけのものではなく、一般科医の日常診療においても精神療法的な要素が含まれているといえます。患者を迎え入れて挨拶から始まり、病歴や症状を聴取、そして見立てを行い、病状説明、治療へと進めていく流れは精神科診療と変わりません。さらに一般科医の場合には、身体診察や検査なども加わります。患者と顔を合わせ、そこには必ず対話が存在し、関わりが生まれます。かかりつけ医のなかには、身体を診つつもさまざまな生活上の悩みにもうまく対応し、名精神療法家といってもよい医師がたくさんいると思います。

身体をみる目は精神科医においても重要です。中井[5)]は聴診器を当て、脈を取ることに重きを置き、身体診察を通して精神科診療を行うことの大事さを述べています。筆者も最近は聴診器を当てることがなくなり反省せねばなりませんが、いきなり精神的な内容に踏み込むのではなく、食欲や睡眠状況など体に関することから話を始めた方がスムーズに診療に入ることができるのは確かです。さらに聴診や脈診、血圧を測る行為については、それ自体が患者を落ち着かせる効果もあります。これにより患者は一旦語りを止め、お互いに一呼吸置くことができます。最近では医師の多忙さに加えて検査の精度が増したこともあり、内科においても患者に触れることが少なくなっています。筆者の外来でも「最近の内科は聴診もしてくれない」と医師に対する不満を訴えてくる患者もいます。もちろん患者に極度の不安がみられたり、身体に触れられることに対する明らかなトラウマがあるような場合には慎重を要しますが、患者とのコミュニケーションという観点からは、身体診察を見直してみてもよいかもしれません。とくに話が滞って診療の流れがよくないときなどは、二者関係のなかに聴診器、血圧計などの媒介を置くことによってお互いが冷静さを取り戻すことができ、診療の場を整えることが可能となるかもしれません。

〈参考文献〉

1）神田橋條治：「傾聴」の技法化.「三角形の構図」. 治療のこころ 巻二・精神療法の世界.東京：花クリニック神田橋研究会；2000.P117-129.

2）河合隼雄：カウンセリングの実際.東京：誠信書房；1970.P98-100.

3）Stuart MR et al:The Fifteen Minute Hour : Efficient and Effective Patient-Centered Consultation Skills, Sixth Edition: CRC Press ;2018（生坂政臣監訳.外来診療によく効くBATHE法.東京：MEDSi;2020.）

4）Leiblum SR et al:To BATHE or not to BATHE: patient satisfaction with visits to their family physician. Fam Med.2008;40（6）:407-411.PMID: 18773778

5）中井久夫：こんなとき私はどうしてきたか.東京：医学書院；2007.P68.

column.4

外来中の電話

病院内では院内PHSが普及して便利な時代になりましたが、外来診療中にかかってくる電話への対応は難しい問題です。電話に出ないのを原則としたいですが、実際にはそうもいかないことが多いです。

診療中に電話がかかってきた際には、患者には「ちょっとすみません」と断って電話に出て「今診察中なので後ほど折り返します」と答えるのが望ましいです。しかし一旦話の流れが切れてしまうので、改めて話し始めたときの不自然感をどうしても払拭できないことがあります。この場合には少し話を戻し、そのときの話題の始めに立ち返って話し直す方がいいと思います。

電話をかける側としては「今、お時間よろしいでしょうか？」と一言断ってかけるのがエチケットです。相手の状況も確認せずにいきなり要件を話しはじめるのは避けるべきです。できることなら相手が外来診療中でないか予定表などで確認した上でかけるようにしたいものです。連絡をとるにはどうすればよいかを、外来受付の看護師やクラークに相談するのもよいと思います。

医師－患者関係ができていれば、診療中の電話が問題になることはあまりないと思いますが、不機嫌そうに電話に出たり、「今、外来中だよ」といきなり強い口調で答えたりすると、患者は怖さを感じたり、診察中に失礼だと怒りにつながることもあります。また、電話で返答するときには、他患の個人情報に関わる内容について話すことがないよう留意しなければなりません。もともと患者との関係がよくない場合には電話での診察中断だけで陰性感情の火種になることもあります。医師―医師、医師―患者間において、お互いの陰性感情の契機とならないようできる限り留意したいものです。

第5章

陰性感情をどうしたらよいのか

1. 精神分析と転移

陽性感情や陰性感情を述べるにあたり、精神分析療法における基本概念である「転移（transference）」を用いて考えてみます。

精神分析療法とは、20世紀はじめにフロイトにより創始された治療法です。人間の心には無意識があるという考えのもと、その見えない部分を理解しようとする営みといえます。正式な精神分析療法は、時間を要することや料金の問題、そもそも精神分析家が少ないこともあり、今では広く行われる治療法ではありません。しかしそこには話を聴くことや心の動きの捉え方のヒントが多く含まれており、精神医療においてはもちろんのこと、一般診療においても応用できるものです。そのなかのひとつが転移です。

転移とは、ごく簡単にいうと、過去の人間関係のかたちが治療者と患者との間に現れるという考え方のもと、患者が治療者に対して何らかの感情を抱くことをいいます。

過去とはいっても過ぎ去った遠い昔のある一点の出来事というのではなく、現時点においても心の中にある現在進行形の問題という言い方ができます。また、患者が治療者に対して感情を向ける転移に対し、治療者が患者に対して何らかの感情を抱くことを逆転移といいます。

陽性感情と陰性感情があるように、陽性転移（陽性逆転移）と陰性転移（陰性逆転移）があります。陽性転移は好意、信頼、尊敬などのプラスの感情であり、陰性転移は嫌悪、不信、軽蔑などマイナスの感情です。これらはひとつの対象に対して同時に存在することもあり、それが葛藤につながることもあります。

精神分析的に治療者と患者の関係を図式化すると図12のようになります。治療者も患者もそれぞれが生きてきた歴史、それまでの人生があります。

生来の遺伝素因や気質を基盤にして、身近な親や兄弟など家族との関わりからはじまり、家の外での友人や学校、職場でのさまざまな体験を加えて「その人」が形作られていきます。こうした全く別々の歴史を背負った者同士が出会うのが診察の場です。そこでは当然のことながらさまざまな感情が行き交います。この転移の現象を解釈して、患者に洞察を促していくのが精神分析療法の原型になります。

（1）一般医にとっての転移

近年では原型をもとにさまざまな捉え方が発展してきていますが、一般科医としては原則論を知っておけば十分です。こうした理論があることを知っていると、自身の診療を俯瞰する目を持つことができ、一般臨床においても生かすことができると思います。

転移なんて考えるのは面倒だと思われるかもしれません。健康診断のように対話的な関わりがほとんどない状況では転移を考えなくてもいいですが、それなりに言葉を交わす診療の場においては、少なからずこの転移が絡んできます。転移が生じていないようにみえるときは、患者から医師に対する穏やかな陽性転移が生じているか、潜在的な陰性転移が生じているかのどちらかといえます[1)]。「この先生なら大丈夫、安心して任せられる」などとほどよい陽性転移がある場合には、治療関係は良好に進み、処方された薬も薬効以上の効果をもたらすことがあります。逆に、陰性転移が生じている場合には治療の妨げになるリスクがあります。そのため、陰性転移の誘因となる状況を探り出し、適切に対応することが必要になります。

転移については、その意味を理解することも扱い方も難しいのですが、患者面接に興味があるならば、一度成書で勉強してみると面白いと思います。

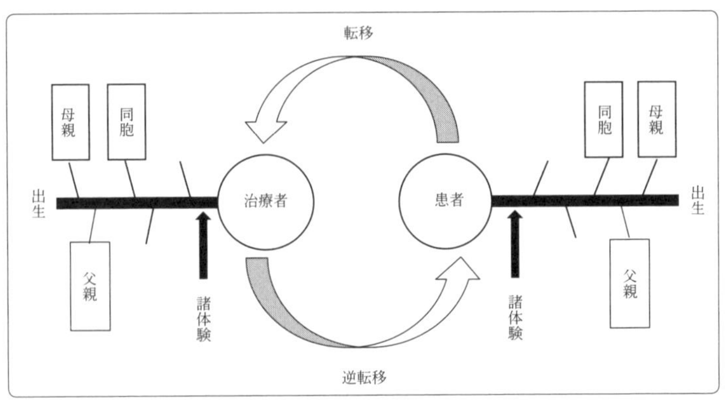

図12　治療者と患者の関係（転移－逆転移）
（前田重治：図説精神分析を学ぶ．誠信書房；2008.p141　図62より改変）

2. 逆転移と陰性感情

次に陰性感情と関連が深い逆転移について考えてみます。逆転移とは、医師自身の感情が患者に向かうことのほか、面接中に患者が向けてきた感情や態度に対する医療者側の無意識な反応であるともいえます。従来は治療の妨げになるとの考えのもと、逆転移を起こさないよう自身に湧き上がる感情や思考を消すことが正しいとされてきました。しかしその後Heimann（1950）は、逆転移は精神分析家の病理にかぎられたものではなく、患者による創造であり、患者パーソナリティの一部であるとし、精神分析治療の道具であると述べています。近年では逆転移を患者理解のツールのひとつとして治療につなげていくことも期待されるようになってきました。

逆転移の概念は、精神分析治療の場に限らず、日常診療にも応用することができます。ここでは、転移のなかでも、医師から患者に向ける陰性逆転移（陰性感情）について考えてみたいと思います。

3. 陰性感情が生じる3パターン

診療において医師が患者に対して陰性感情が生じる場面は、大きく3つのパターンに分けて考えるとわかりやすいです。

ひとつ例を出して考えてみます。患者は50代男性のアルコール依存症の患者。何度もアルコールを飲んでは肝障害を悪化させて緊急受診を繰り返しています。ここではアルコールを多飲して再び体調を崩したため外来受診し、消化器内科医が診察する場面を想定してみます。

（1）転移を考慮しなくていいケース

「またか来たか」「忙しいのに」と思いつつも、医師としての役割を果たさねばと外来に向かったところ、待合室で「早く診察しろよ」と悪態をついています。この場合は誰でも患者に対して陰性感情を抱くと思います。もちろんそれでも感情を揺るがされない医師もいるかもしれませんが、ほぼ100%の医師が同じ思いを抱くと考えられます。このパターンは、転移、逆転移問題を考慮しなくてもいいケースです。

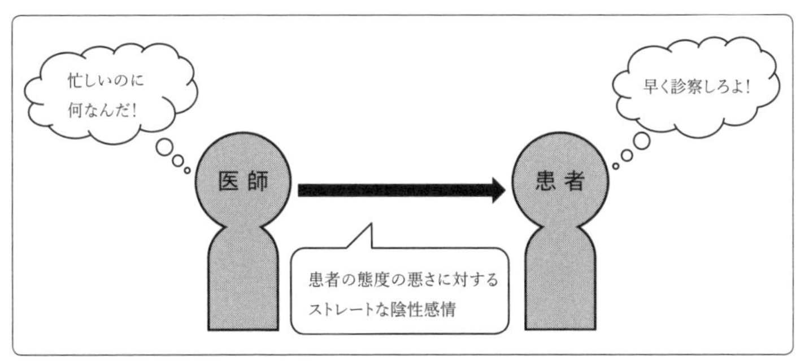

（2）医師側の問題（逆転移）を考えるケース

患者自身は申し訳なさそうに静かに診察を受ける姿勢をみせているにも関わらず、患者に対して陰性感情を抱くことがあります。このケースは医師側に何らかの問題があると考えられます。たとえば医師自身がアルコール依存症の父に悩まされた過去がある場合はどうでしょうか？医師と自身の父との葛藤状況が目の前の患者と重なり、その嫌悪感から患者に対して陰性感情を抱く可能性があります。いわゆる逆転移が関与するケースです。

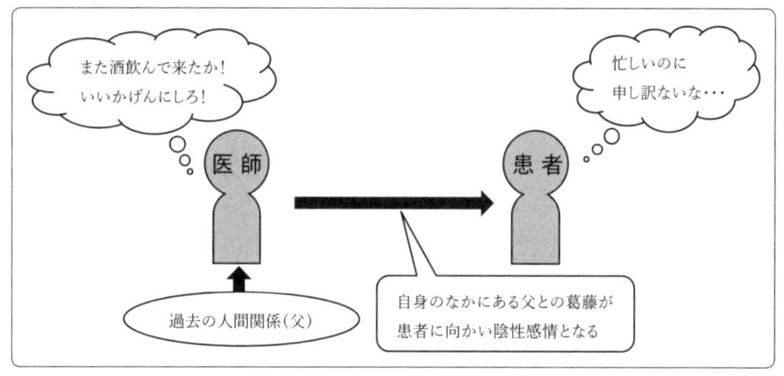

それでは患者が（1）のケースように悪態をついている場合はどうでしょうか。ただでさえ誰でもが腹立たしく思うところに、逆転移が上乗せされるかたちになります。（1）以上の強い陰性感情が患者に向かう可能性があります。このケースでは医師－患者間のトラブルのリスクも高まります。

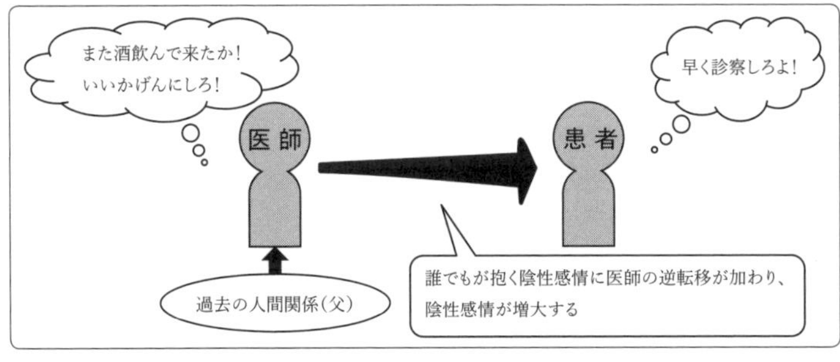

（3）患者側の問題（転移）を考えるケース

次のケースは、医師自身は陰性感情を持たずに診察に臨んでいたはずなのに、知らず知らずのうちに患者に対する陰性感情を抱いているケースです。患者のなかに「酒をやめたいのにやめられない」「自分だって苦しい」「どうせ医者は面倒な患者だと思ってるんだろう」「俺の気持ちが医者にわかるわけがない」という思いがあり、ふて腐れた態度をとると、それが医師側に伝わります。こうした患者の姿から、医師のなかにさまざまな感情が引き起こされます。「態度が悪い」「とても自分を信頼しているとは思え

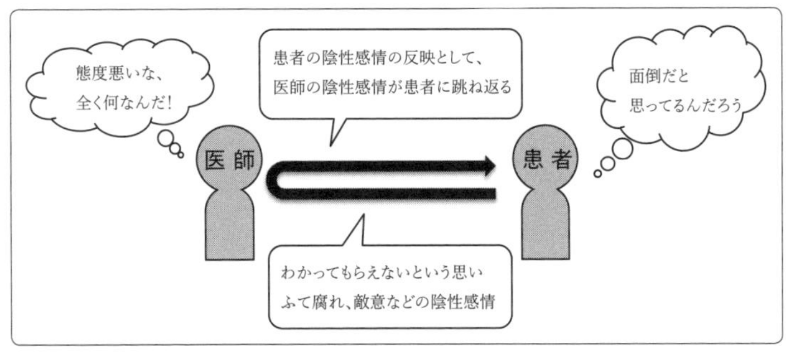

ない」と感じれば、患者に対して嫌悪感を抱きます。また「面倒で難しそう」というプレッシャーから、患者を突き放すような態度をとってしまうかもしれません。

このケースは、患者側の感情が医師に伝わり、その反映として医師側に生じた逆転移感情が、患者自身に跳ね返ってくるパターンといえます。あくまで患者側の葛藤や医師に向ける陰性感情ありきの話なので、（2）で述べたような医師側の個人的葛藤から生じたタイプとは分けて考える必要があります。

4. 陰性感情にいかに対応するか

（1）自身を俯瞰する目を持つ

陰性感情を持つこと自体は悪いことではありません。常に聖人君子でいられればいいのですが、医師もひとりの人間です。診療の場において患者に対してマイナスの感情を抱くこともあります。これを消し去ることは不自然で、そうしようとすればどこかに無理が生じます。大事なことは陰性感情を抱いている自分自身に自覚的であることです。そこを自覚するだけで感情の渦から距離を取ることができ、自身を客観視することができます。これにより陰性感情を少し和らげることができます。

そのためにはまずは一旦引いてみること、自分自身を俯瞰する目を持つことが必要になってきます。自覚しておくとよい診療場面における「目」について考えてみます。前田は精神分析において腕を上げるために必要な「面接者の四つの眼」[2)]を示していますが、これは日常診療においても応用できます（図13）。

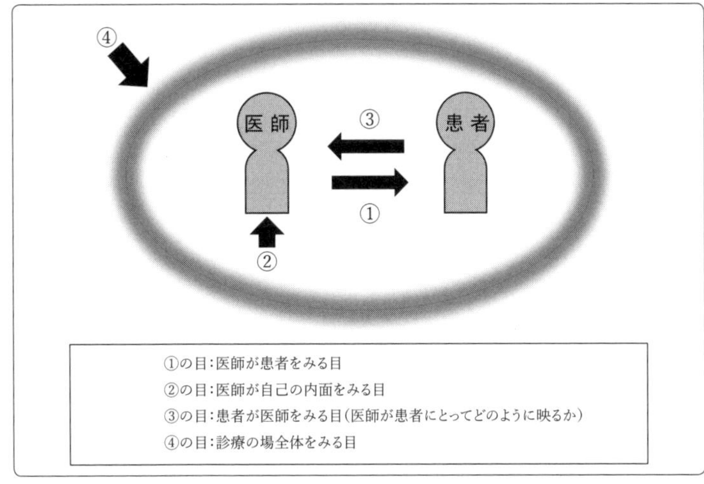

図13　診療の場における４つの目
（前田重治：新図説精神分析的面接入門．誠信書房；2014.P116　図23を参考に筆者作成）

①は医師が患者を観察する目です。これは最もわかりやすい目で、患者診察の基本になります。内科診察、精神科診察においても、まずは患者をみて病態を探ろうとします。調べるという意味合いが強い目になります。

患者がイライラしていて医師に攻撃性が向く場合、患者側の要因として脳器質因が存在したり、使用薬剤により脱抑制を来している場合もあります。精神的なことにとらわれず、診療の基本である身体因をしっかり評価することが必要です。

②は医師自身が自己を見つめる目です。自身がどのような感情を持って診察しているのかを観察する目です。自身の感情をセルフモニタリングすることと言い換えることもできます。患者に対して陽性感情や陰性感情を抱いていないか、そうした感情を抱くのは自身の内面にある何らかの問題

からの反応（逆転移）なのではないかと考えます。逆転移に気づいた際には、それが患者の理解や治療関係を妨げていないか検討せねばなりません。

感情が自身の問題ではない場合には、患者側の葛藤や不安が医師に投げ込まれ、その反映としての逆転移なのではないかと考えます。答えが出なくても、こうしたことを考えてみることで患者理解を少しずつ深めていくことが可能になります。

③は医師が患者にとってどのように映っているかをみる目です。つまり患者から自身の姿がどう見えているかということです。これを説明するのに世阿弥の伝書「花鏡」のなかで述べられている「離見の見」という言葉があります。これは一般的には、自己の目を離れて客観的に見ることと理解されています。自分の目（我見）ではなく、他者の目（離見）をもって自身をみるという客観的な自己認識の方法といえます[3)]。舞台でいえば、演者が完璧な演技をしたと思っていても、観客からどのように見えているのかという目がなければ、単なる自己満足に終わってしまいます。それはいい演技とはいえません。

診療においても同様です。自分の見立てに自信を持ち、完璧な診療をしたと思っていても、患者には全く伝わっていないこともあります。偉そうに説明しているけれど全く伝わってこないと医師に対する陰性感情につながることもあります。医師と患者の間に大きな溝が生じ、いい診療にはなりません。離見を意識することで、ひとりよがりの診察から距離をとることができます。

④は診療の場全体をみる目です。医師と患者の診療場面を天井から眺めるようなイメージです。実際にはなかなか難しいのですが、全体を俯瞰する目を持つことで、一旦冷静になることができます。たとえば、患者からクレームを受けている医師が、自身も熱くなって患者と言い合いになっている場面を考えてみます。この場合、2人のやりとりを外から眺めると「医

師が自分を見失って興奮してしまっているな。これでは収拾がつかないな」と気づくことができます。岡目八目という四字熟語がありますが、これに通ずるところがあります。自身の診療場面を、部外者として観察したときにどのように見えるかという視点を頭に入れておくだけでも十分な意味があると思います。

（2）困りごとはひとりで抱えずに共有する

何事もひとりで抱えるのはストレスになります。患者の治療について悩んだときには、上司や同僚に話すことが有効です。患者に陰性感情を抱いてしまったり、逆に陰性感情を向けられていやな思いをしたときには、上司には言いにくいケースもあるでしょう。トラブルになりそうな案件は即座に上司に相談するべきですが、そうでなければ「今日はこういう患者さんがきて、こんなことがあった」などと同僚と話すだけでもクールダウンすることができます。正式な診療カンファレンスではないので、愚痴のようなかたちになっても問題ありません。聞き手としては、どんな話に対しても頭ごなしに否定や批判することなく、まずはしっかり耳を傾けることが大事です。これが日常的にできる職場環境であれば、科の複数のメンバーで陰性感情を共有でき、ひとりが抱える負担も少なくなります。

困りごとを文字に起こして書いてみることも感情のクールダウンにつながりえます。Burt[4]は、日記をつけることがストレスと不安を避けたり軽減するのに有効であることを示しています。感情的な出来事について書くことが、心理的健康のみならず身体的健康の改善をもたらすことも知られています[5]。しかしこれはあくまで私的な作業であり、SNSやブログに公開することは避けねばなりません。書く作業はあくまでパーソナルなものにすべきです。

（3）自身の心身バランスを保つ

周囲の状況に左右されにくくするためには、自身の心身状態を平静に保つことが大事です。それには単純なことですが疲れをためないことです。近年では働き方改革により時間外勤務の適正化や休暇取得などが推進され、医療現場においても職場環境は変わりつつあります。もちろん制度の改革は必要ですが、個人ベースで普段から自身の心身のバランスを保つ意識を持つことが大事です。

千葉雅也は『意味がない無意味』[6)] のなかで「考えすぎる人は何もできない。頭を空っぽにしなければ、行為できない。考えすぎるというのは、無限の多義性に溺れることだ。ものごとを多面的に考えるほど、我々は行為に躊躇するだろう。多義性は行為をストップさせる」と書いています。日々の臨床のなかであらゆる視点から考えることに疲れて頭の中が飽和していると、煮詰まってしまって身動きがとれなくなってしまいます。千葉は頭を空っぽにするひとつの手段として筋トレをあげています。皆さんも体を動かすまではおっくうでも、実際に動きはじめてそこに集中すると、頭がすっきりしたという経験があると思います。体を鍛えるというのではなく、あくまで頭を一旦空にすることに意味があります。筋トレはあくまで一例であり、他のスポーツでも楽器でも何でもいいのです。日常生活のなかで何か集中できること、体を動かせることをみつけ、意識的にそうした時間を確保したいところです。頭のなかを一旦リセットできればいいので、時間を作り出せないときには職場への通勤時間を有効利用する方法もあります。音楽を聴いたり本を読む。早歩きを意識したり、一駅分多く歩いたりすることも有用です。

もうひとつ、元大リーガーのイチローや日本プロ野球通算セーブ数記録を持つ岩瀬仁紀は、ともに日々のルーティンを大事にしたといいます。これは厳しい状況においても自身のパフォーマンスを最大限に発揮できるようにするための工夫のひとつです。岩瀬は現役時代、つねに厳しい場面での登板にもかかわらず、いつも淡々と投げているようにみえました。自分のすべきことを熱くならずにきっちりとやり切ることこそプロフェッショナルといえます。決まった行動や日課を送ることで、あらゆる雑念に影響されることなく集中力が高まります。普段との感覚の微細な違いにも気づき、体調不良にも気づきやすくなります。セルフモニタリングの役割も兼ねているともいえます。

医療においても同じです。派手なパフォーマンスは必要ありません。医療者としても常に冷静で、やるべきことを淡々とこなすことができるのが理想の姿だと思います。

〈参考文献〉

1）祖父江典人、細澤仁編：日常臨床に生かす精神分析．東京：誠信書房；2017. P37.

2）前田重治：新図説精神分析的面接入門．東京：誠信書房；2014.P116.

3）西平直：世阿弥の稽古哲学．東京：東大出版社；2009.P268.

4）Burt CDB:Prospective and retrospective account-making in diary entries: A model of anxiety reduction and avoidance. Anxiety, Stress & Coping. An International Journal.1994: 6（4）:327–340.

5）Baikie KA,et al:Emotional and physical health benefits of expressive writing. Journal of Affective Disorders.2012;136（3）:310-319.

6）千葉雅也：意味がない無意味．東京：河出書房新社；2018.p35.

column.5

対話の入り口としての「顔」

患者と対面する際、最も注目するところはやはり顔です。診察室に入ってきたとき、姿全体や歩き方をみるのはもちろんですが、やはり最初に目がいくところは顔です。顔から得られる情報は極めて大きいです。作家の平野啓一郎は「顔はそもそも、遺伝と経年変化の産物であるスタティックな『作り（かたち）』と、経秒変化的なダイナミックな『表情』とが結び合ったものである。前者には、複数的な対人関係の蓄積があり、後者には一対一の対人関係の正面性がある」[1)]と述べています。

ここには診察におけるあらゆる要素が詰まっていると思います。顔のなかにはこれまでのその人の歴史が刻み込まれています。ある人物とのいい関係もトラウマとなるような関係も全てが練り込まれているといえます。テレビなどでスポーツ選手や俳優などの若いころの写真が出ることがありますが、顔は年齢的な変化だけではなく、それまでの人生が練り込まれてできていると感じることがあります。良くも悪くも顔はその人を表しているとともに、その奥にひろがる人生体験をのぞく窓口になっているともいえるでしょう。

診療場面においては、まずは顔を前にします。〈かたち〉としての顔を土台として、その上に秒単位で変化する表情が展開されます。それらに留意しつつ、さらに顔の奥にある問題点についてあれこれ考えていくことが、いい対話、ひいてはいい診察につながると思います。

1）平野啓一郎：〈顔〉で向かい合う自己と他者．ちくま（507）；2013年6月.P 6-7.

第6章

各論 1 幻覚・妄想

1. 幻覚・妄想が疑われる

■陰性感情を生じる状況

・幻覚？妄想？統合失調症じゃないの？

・よくわからない。精神科なのかな？診察したくないな。

話が嚙み合わなかったり、事実と異なることを言っているなど、幻覚・妄想が疑われる患者に対して陰性感情を抱くケースがあります。この場合、幻覚・妄想がどのようなものであるかを理解できていないこと、幻覚・妄想＝統合失調症と考えがちなこと、精神科自体に対するスティグマなどが陰性感情の誘因になっています。

ここでは日常臨床において「これは精神科の患者では？」と考えたくなる代表的な症状である幻覚・妄想から考えてみます。

（1）幻覚・妄想について理解する

幻覚とは、実際には存在しない対象を存在していると知覚することです。よくみられるのは幻視と幻聴ですが、どの感覚器にも起こり得るので、他に幻嗅、幻触、幻味、特殊なものとして体感幻覚があります。リスト１に代表的な幻覚と臨床上留意すべきポイントを記載します。最も大事なのは、妄想と比較して幻覚を呈する場合には、身体的原因が基盤にあることが多いということです。

リスト1　代表的な幻覚とその考え方

幻視：

意識障害が存在していることが多く、身体疾患が基盤にある可能性（器質性・症状性精神障害）を考える。幻視をみたら精神疾患よりも身体疾患の存在を疑わねばならない。

- 意識障害あり：身体治療中に生じるせん妄が代表的。違法薬物などによる中毒症状としてもみられるが、意識障害が改善した後にも症状が固定化することがある。アルコール離脱症候群では「床に蟻がうごめいている」などの小動物幻視が特徴的である。
- 意識障害なし：認知症のひとつレビー小体型認知症では「家の中で子供が遊んでいる」などありありとした幻視が特徴的。意識清明なときにでもみられるのがポイント。

幻聴：

幻視と同様に器質因があるか否かの確認はすべきであるが、幻視を伴わない幻聴に関しては統合失調症に多くみられる症状である。幻聴は大きく要素幻聴と言語性幻聴（幻声）に分けられる。

- 要素幻聴：水の流れる音や機械音など単純で無機質な物音である。脳器質因により生じることもある。
- 言語性幻聴（幻声）：悪口を言われるなど被害的内容が多い。とくに複数人が患者のことを噂するタイプ、行動に対して口出しするタイプの幻聴は統合失調症に多くみられる。

体感幻覚：

セネストパチーとも呼ばれる。幻触が体の表面なのに対して、体感幻覚は体の深い部分の感覚異常をいう。たとえば「脳がグルグル動き回って溶け出している」「腸が引っ張られている」などとかなり奇妙な訴えではあるが、あくまで身体異常を訴えるため、一般外来を受診することが珍しくない。幻覚とはいえ妄想に近いところに位置する。統合失調症のほか、脳器質性疾患でもみられることがある。

つぎに妄想ですが、思考した内容に事実とは異なる誤りがあり、それを強く確信して訂正できないことをいいます。妄想については、その発生形式による分類と妄想の内容による分類があります。リスト２に概要を示します。もちろん幻覚と同様に妄想に関しても身体因を確認することが必要です。症状が固定せず揺れがある場合には身体因の可能性が高くなります。精神疾患の場合には、体系化された妄想が固定化していることが多いです。

リスト２　代表的な妄想とその考え方

〈妄想の発生形式による分類〉

妄想気分：

周囲がいつもと違うように変化し、何かが起こりそうで得体のしれない不安や恐ろしさを感じる状態のこと。まだ妄想のかたちにはなっておらず、その前段階と考えられる。

これがみられた場合には、統合失調症の発病前の可能性を想定する。

妄想知覚：

正常に知覚された事実に対して、誤った特別な意味づけがなされ、強く確信されるもの。

「電車に乗っていて前に座っている人が鼻を掻いたのをみて、神の啓示だ」などと確信する。

知覚した事実（一分節）があり、それに対して意味づけがなされるという二分節性の構造を持つことが特徴的であり、統合失調症の診断的意義が高いとされる。

妄想着想：

何の前触れもなく、突然根拠のない事実と異なる考えが浮かび、そのまま確信されること。

「自分は天皇の子だ」などと思いついたりする。妄想知覚と異なって意味づけるという段階がなく、二分節性を欠き一分節である。これは統合失調症の診断的意義としてはあまり高くないとされる。

〈妄想内容による分類〉

被害妄想：

他人が自分に何らかの危害を加える、いやがらせをされていると確信する妄想。

関係妄想（周りで起きていることを自分に関係づける）、注察妄想（周りから監視されていると確信）、迫害妄想（周りから迫害されていると確信）、被毒妄想（食事に毒を入れられているなどと確信）などは統合失調症にみられることが多い。その他、盗害妄想（もの盗られ妄想ともいわれ、自分のものを盗まれたと確信）は、アルツハイマー型認知症でみられることが多い。

微小妄想：

自身について現実よりも過小に評価する妄想。

貧困妄想（財産を失ったと確信）、罪業妄想（重大な失敗をしてしまったと確信）、心気妄想（重い病気に罹患していると確信）などがよく知られている。うつ病にみられることが多い。

誇大妄想：

自身について現実よりも過大に評価する妄想。

発明妄想（ものすごい発明をした）、血統妄想（自分は高貴な家系だ）などがある。躁状態や統合失調症、進行麻痺などにみられることが多い。

一般科医としては、妄想内容による分類の方になじみがあると思います。臨床現場で一番多くみるのは、被害妄想でしょう。食事をとれなくなって体重が落ちてきたと受診する患者のなかには、被毒妄想があって食べられないケースもあります。「食べるな」という幻聴から一切食事を受け付けないこともあります。「死ね」といわれて自殺に及んだり、「東京タワーから指令が来た」とはるばる九州から東京までやってくることもあります。幻聴による命令はそれだけ強いものです。

このように明確な幻覚・妄想がある場合にはわかりやすいのですが、発生形式による分類で述べた妄想気分は、うまく言葉で言い表せない漠然とした不気味な感覚です。何となく体が落ちつかないなどの身体症状につながることもありえます。医師が具合を尋ねても、患者はその不快感や恐ろしさをうまく言語化できないため、返答に詰まってしまうことがあります。はっきり症状を言えない患者に対してイライラを感じることはあるかもしれません。こうした患者に対しては、医師側から「最近周囲が何となく変わってきた感じがしませんか？」「何とも言えない不安や怖さがありませんか？」などと答えやすい質問をすることも一方法です。これらの症状がみられた場合には妄想気分が疑われ、時間経過のなかで明らかな妄想に発展し、統合失調症の発病へとつながるリスクもあります。精神科医に相談した方がいいケースです。

（2）統合失調症について

統合失調症は古くから精神医学における中心疾患であり、精神科といえば統合失調症というイメージが強いかもしれません。統合失調症と聞いて近寄りがたく感じるのは、スティグマの問題が大きいです。統合失調症は2002年８月までは精神分裂病と呼ばれていました。名称変更の背景には「精神が分裂する病気」という人格否定的なイメージが大きかったことがあります。患者本人や家族にとって重い印象を与え、診断名が下ることで社会から隔絶された感を抱かざるを得ない過去がありました。

一方、精神科サイドでも統合失調症は精神科固有の疾患であり、他診療科にはわからないものとして自ら閉ざしているところがあったかもしれません。その特有の世界観から哲学や現代思想の研究対象にもされ、一般科医からすると日常臨床とは離れたところにあり、理解し難い存在であったことを否めません。

近年では統合失調症の生物学的研究も進んで有効な薬物療法が行われるようになり、症状コントロールもつきやすくなってきました。薬だけではなくオープンダイアローグなど非薬物的なアプローチも提唱され、社会システムの支えもあり、決して遠いところにある病気ではなくなってきました。

しかしながら依然として抵抗感を持つ医療者がいるのも事実です。身体疾患の治療を求めて来ているのに統合失調症の病名がついているだけで診察を渋られたり、入院を拒否されてしまうこともあります。幻覚妄想があって興奮しているというイメージがあるのだと思いますが、それは統合失調症のごく一部をみているにすぎません。相手をわからずに根拠のない怖さを抱いているともいえます。以下に統合失調症について概説します。よく知ることで少しでも抵抗感を取り除いてほしいと思います。

①統合失調症の概要

統合失調症の有病率は約１％であり、決して珍しい病気ではありません。精神科だけではなく、一般診療科にも紛れています。幻覚妄想で救急外来を受診するケース、内臓がグルグルしているなどの体感異常で内科を受診するケース、脱水で倒れているところを救急搬送されたところ疎通が悪く、家がゴミ屋敷であることがわかり未治療の慢性期の統合失調症が疑われるケースなど様々です。

発病は青年期から成人前期であり、幻覚、妄想、自我障害などの陽性症状と、感情鈍麻（感情の表出が失われる）、自発性減退などの陰性症状を呈し、急性期の精神病エピソードを繰り返しながら慢性の経過をたどる疾患です（図14）。なかでも統合失調症に特徴的なのが自我障害です。自身の考えや行動が自分のものであるという感覚がぼやけ、自身と外界との境界が不明瞭になる病態です。他人に操られている（作為体験）、自分の考えが瞬時に他人に伝わる（考想伝播）、あるいは抜き取られる（思考奪取）、他人に干渉される（思考干渉）などの症状を認めます。

②統合失調症の経過

病初期である前駆期は非常にわかりにくいです。はっきりとした原因がない漠然とした不安、音や光に対する感覚過敏、全身倦怠感、よくわからない体の不調などが出現します。明確ではないため不定愁訴化することもあります。とくに若年者にみられた場合には、統合失調症も鑑別に入れるのが望ましいです。この時期をこえると、明確な幻覚・妄想がみられるようになります。ここまでくると診断には悩まなくなります。一旦治療により症状がおさまったとしても、治療が継続されないと再燃のリスクが高まります。何度か増悪の時期を繰り返し、徐々に慢性期に向かっていきます。幻覚・妄想は残ったとしても形骸化して後退し、陰性症状が目立ってきます。ときに全く未治療のまま経過することもあります。人とあまり関わることなく、日常生活でも困りごとがなければ医療につながるきっかけがありません。このタイプでは何らかの身体疾患で入院した際に、入院環境にうまく適応できないことから精神疾患を疑われ、統合失調症と診断されることがあります。統合失調症だからといって全例治療にのせる必要はありません。生活環境が整い、日常生活に問題がなければ無理に治療につなげなくてもいいケースもあります。

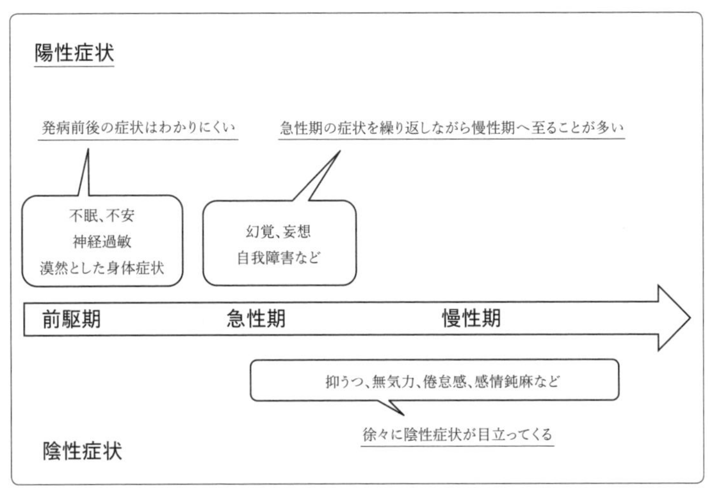

図14　一般的な統合失調症の症状と経過

以上が統合失調症の症状と簡単な経過です。統合失調症に似た症状を呈する身体疾患（自己免疫性脳炎など）も少なくありません。一般科医としては、精神疾患を敬遠するのではなく、むしろ身体疾患を見つけてやろうという思いで積極的に関わろうとする方がいいです。そうすれば陰性感情はおのずから遠のいていきます。

（3）精神科に対する偏見

一般診療の場において「この患者プシコだから」という発言を聞くことがあります。「プシコ」の語源はドイツ語で精神病を意味するPsychoseから来ていますが、転じて精神科の患者、あるいは精神的に問題がありそうな人を「プシ」「プシコ」と呼ぶようになりました。一種の業界用語といえます。言葉自体に罪はないのですが、問題はその言葉を使う側の意識にあります。そこには「ちょっと変わっている」「おかしな患者だから面倒だ」などの陰性感情が含まれていることがあります。単に精神科が嫌いなだけかもしれませんし、過去に精神疾患の患者を診察したときにうまくいかなかった傷つきがそうさせているかもしれません。いずれにしてもあまり聞こえのよい言葉ではないので、使わないようにしたいものです。

近年の医師初期臨床研修においては、精神疾患を有する患者をみる機会も多くなってきており、「変わっている」「怖い」などと過度に警戒する必要がないことに気づくはずです。2020年度より精神科研修のなかで、新たに精神科リエゾンチームでの研修を含むとされました。一般科診療のなかでの精神科の活動を知るとてもよい機会になります。精神科あるいは精神疾患に対する偏見はまだまだ根強く残っているように感じますが、若い医師にとって精神科との距離が少しでも縮まる研修にしてほしいと思います。

まとめ

- 幻覚・妄想があると統合失調症と判断しがちだが、身体疾患を見落とさないよう十分な鑑別が必要である。
- 統合失調症の生涯有病率は約１％であり、決して珍しい疾患ではない。一般診療の場においてもそうだと知らずに普通に診療しているケースもある。病名を知った途端に敬遠することのないようにしたい。

第6章

各論 2 うつ病

2. うつが疑われる

■陰性感情を生じる状況

・体は大丈夫だと説明しているのに、何で理解してくれないのだろう。

・元気がないとはいうが、怠けているだけではないのか。

うつ状態を呈する患者に対して陰性感情を抱くというのはイメージしにくいと思いますが、うつ病の一部のタイプではありえます。うつ病の中核症状は、抑うつ気分（気分が沈む、ゆううつなど）と興味または喜びの喪失です。気分が落ち込み、活力が低下して仕事ができないなどの症状がメインであり、その状況から「つらいだろうな」と感じることが多いのですが、うつ病の重症度が高く、微小妄想にまで至るようなケースに対しては陰性感情を生じることがあります。

（1）妄想を伴ううつ病に留意

うつ病に妄想があることに違和感があるかもしれませんが、とくに中高年以上では決して珍しいことではありません。気力を失うと、物事をマイナスに考えるようになることは理解できると思います。たとえば経済的に余裕がない患者が「入院が長くなると入院費が心配でね」というのはごく自然な反応です。しかし裕福な患者が「入院費が払えなくて破産してしまう。入院なんかしてられない」などと事実と異なる確信に至ることがあります。これは貧困妄想といわれる微小妄想のひとつです。微小妄想にはその他にも身体的異常がないのに「重い病気なので絶対に治らない」などと確信する心気妄想、「自分の失敗で取り返しがつかない迷惑をかけてしまった」などという罪業妄想があります。これら微小妄想に分類される貧困妄想、心気妄想、罪業妄想をうつ病の三大妄想ともいいます。

妄想レベルにまで至ると、患者は強く確信しているので、いくら説得しようとしても跳ね返されます。「お金もあるのに、体は大丈夫なのに、何で理解できないのだろう」という思いが患者に対する陰性感情につながることがあります。実はこの伝わらない感覚が、微小妄想を伴ううつ病を知るきっかけになります。このタイプでは不安焦燥が強くなり自殺につながるリスクも高くなります。できるだけ早期に精神科治療につなげなければなりません。

（2）病気として捉えるべきか、単なる怠けなのか

近年「現代型うつ」「新型うつ」という用語がマスメディアで使われる時期がありました。従来のうつ病の典型といえば、真面目な仕事人間が業務を抱えすぎてダウンしてしまうようなケースでした。ところが抑うつ気分や意欲低下などのうつ症状を一時的には呈するものの、自己中心的で他罰的になる一群がみられるようになりました。これを巡っては精神科においても様々な議論がなされましたが、精神医学用語としては採用されず、あくまでマスコミ用語として結論づけられました。

日本うつ病学会から出されているうつ病の治療ガイドライン（2016：2019序文改訂）においてもその旨が明記されていますが、同学会のHP「うつ病Q＆A」のなかで「新型うつ」の捉え方について言及されています。そのイメージ像として、①若年者に多く全体に軽症である。②仕事では抑うつ的になったり回避する傾向があるが余暇は楽しく過ごせる。③仕事や学業

上の困難をきっかけに発症する。④患者の病前性格として「成熟度が低く、規範や秩序あるいは他者への配慮に乏しい」の４点が挙げられています。

このなかには多様な病態が混じっており、うつ病の範疇として対応すべきもの、パーソナリティの偏りが目立つもの、精神発達の途上にあるだけで大きな問題がないものなど様々です。これらは一見、わがままで怠けてみえてしまうところがあるのが難しいところです。

同じ患者に対して、うつ病の可能性を考えて真面目に話を聴く医師がいれば、ただの怠けで病気ではないと決めつけて患者に陰性感情を向けてしまう医師もいます。自身の体験と比較して「そのくらいのことでへこたれてどうする。最近の若者は弱いな・・・」という思いが表情や口調に出てしまいます。

病気なのか怠けなのかと分けたくなるのは、病気なら治療対象、怠けなら治療の対象外とする前提に基づいています。少なくとも患者は医療を求めて受診しているので、そうした二分法ではなく、まずは受診した理由を聴くことが大事です。確かに怠けに近いケースもあるかもしれません。この場合でも話を聴くことで患者が自身の状況を整理するたすけにはなり得ます。

そして留意すべきポイントは、これらの一群には安易に抗うつ薬を出さないということです。薬効はあまり期待できません。「うつだから抗うつ薬を処方しよう」ではなく、うつ状態にあることを捉えた上で、個々の患者の背景をよく吟味して対応していくことが大事です。難しければ精神科医に相談してよいと思います。

（3）うつ状態をみる際のポイント

①身体要因の評価

うつ状態の患者を診る際に最も大事なことは何といっても身体要因の確認です（表３）。

とくに見逃されやすいのが甲状腺機能低下症です。全身倦怠感、活力低下、食欲不振などうつ病にみられる症状と重なるところが多いです。とくに初発のうつ状態を診た際には、甲状腺機能スクリーニングとしてFT-４、TSHを確認することをお勧めします。亢進症でもうつ状態をきたすことがありますが、通常は焦燥感が強く、情動の易変性を認めることが多いです。

もうひとつ留意したいのが認知症のなかでもレビー小体型認知症です。レビー小体型認知症といえば幻視やパーキンソニズムが特徴的ですが、前駆症状としてうつ状態を認めることがあります。うつ状態を呈する高齢者については、うつ病と認知症の鑑別が難しいことが少なくありません。できれば初診時に改訂長谷川式簡易知能評価スケール（HDS-R）やMini-Mental State Examination（MMSE）をとっておくといいです。認知症では通常は時間経過とともに徐々に点数を落とすことはあっても通常は上がることはありません。一方、うつ病の場合には治療によって症状が改善するとともに点数が上がってきます。評価スケールを時系列に沿って複数ポイントとっておくと、両者の鑑別の参考になります。

表３：うつ状態をきたしうる代表的な身体要因

- 脳神経系（脳腫瘍・脳血管障害、パーキンソン病、多発性硬化症、認知症など）
- 感染症（脳炎、肝炎、肺炎、HIV感染、結核、感冒後など）
- 内分泌系（甲状腺機能低下症・亢進症、副甲状腺機能異常、アジソン病、クッシング病など）
- その他（膵臓がん、肺がんなど一部の悪性腫瘍、SLEなどの膠原病）

・薬剤性（ステロイド製剤、インターフェロン、降圧薬〈β遮断薬、カルシウム拮抗薬、レセルピン〉、経口避妊薬など）

②双極性障害と統合失調症に留意

次に留意が必要なのは、うつ状態を呈することがある双極性障害と統合失調症です。いずれも精神科医に相談するのが望ましい疾患です。

双極性障害は躁うつ病とも呼ばれています。うつ病と異なるのは、うつ状態だけではなく躁状態（気分の高揚、多弁・多動など）を認めることです。以前は双極性障害のうつ病相の治療は、うつ病と同様に抗うつ薬を使うことが多かったのですが、経過中に躁状態に転じてしまうことがあり、治療に難渋するケースが多くありました。近年の研究により、双極性障害とうつ病は別の病態であるとがわかってきました。

DSMにおいても、前版（DSM-Ⅳ-TR）では気分障害の下位分類であった双極性障害とうつ病は、最新版（DSM-５）ではそれぞれ別のカテゴリーとして独立しています。治療の基本は薬物療法であり、炭酸リチウムなどの気分安定薬を主剤としますが非定型抗精神病薬を使うこともあります。抗うつ薬の投与については、躁状態を惹起したり、両病相を短期間に繰り返す急速交代型へ移行するリスクを高めることがあり、使用は推奨されていません。一般外来においてうつ状態をみたときには、躁的要素の有無、つまり過去に普段と違って気分が高揚した時期がなかったか、もともと気分の揺れ幅が大きくないかなどについて確認しておきたいところです。

統合失調症では、先に述べた通り、幻覚・妄想だけではなく、全身のだるさ、漠然とした不安、気力の低下などのうつ状態をきたすことがあります。何となく体調がすっきりしないと思っているうちに、明らかな幻覚・妄想が出てきて発病することがあります。とくに統合失調症の好発年齢にあたる若い世代のうつ状態をみた場合には鑑別に入れておくべきです。発病前には音や光に対する過敏さが増したり、人の視線が気になるなどの症状を認めることがあるので、質問してみるとよいと思います。

まとめ

- 重症うつ病では、身体面や経済面についてのマイナス思考が強くなり、妄想に至ることがある。こうなると心配ない旨をいくら説明しても、全く受け入れられない状態となる。この「伝わらない感覚」から生じる陰性感情を自覚できると、患者のモニタリングにも有効である。

column.6

外来診察時の付き添い者

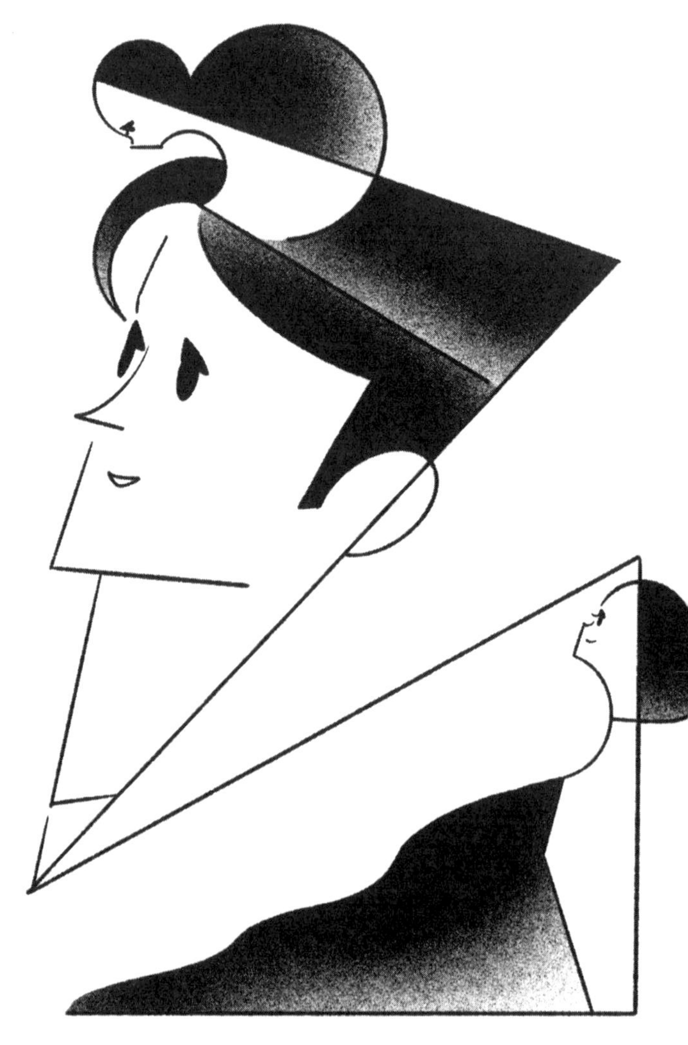

患者が家族と一緒に来院する場合、診察室に一緒に入ってきて家族から話しはじめることがあります。しかし診察の主体はあくまで本人です。家族が同伴する理由があることが推測されますが、少なくとも診察を開始する前には本人に話しかけ、家族と一緒の診察でいいかと確認するのが望ましいです。

とくに高齢者の場合、家族から聞けばいいとしがちですが、それは避けたいです。まずは患者から話を聞き、その上で家族からも話を聞くことの同意を得た上で診察を進めるのが原則です。

高齢者や認知機能が低下してきている患者であっても、本人を差し置いて家族に聞くことは、本人のプライドを傷つけることになり、医師に対していい感情を持ちません。とくに不本意ながらしぶしぶ来院したような場合、先に家族と話し始めると、家族と医療者が結託しているとも捉えられかねません。認知症の場合には被害念慮につながるリスクもあります。もちろん妄想がある患者にも同様のリスクがあります。医療者はあくまで患者サイドにいることをかたちとして示しておきたいです。

第6章

各論

3　身体症状へのこだわり

3. 身体症状へのこだわり

■陰性感情を生じる状況

・検査して異常がないことを説明したのに、何度も検査を要求してくる。

・いくつもの身体症状を訴えてきて対応に困ってしまう。

いわゆる不定愁訴とされてしまいがちであり、患者に対して陰性感情を抱きやすい一群です。検査をしたのに安心できずに何度も受診してきたり、さまざまな症状を訴えてくるタイプが代表的です。精神科的には身体症状症（身体表現性障害）に相当します。身体症状症とは、ひとつあるいは複数の苦痛を伴う身体症状を認め、そのために日常生活に混乱を引き起こすレベルにあることをいいます。実際の症状の程度に比して深刻に考えたり、強い不安を抱くことが特徴的であり、これらに過度の時間や労力を費やします。

身体症状を訴えるも原因がよくわからず、病態を説明しがたいときに、これを心因性と考えることが多いと思います。しかしこの「心因」は、理解するのがなかなか難しい用語です。精神科診断のところでも述べましたが、もう一度取り上げて考えてみます。

（1）心因をめぐって

「心因性が疑われる」というフレーズは一般診療科でもよく使われます。たとえば、しびれで受診したが検査で身体的原因がみつからず、仕事が忙しくてストレスがあるとなると心因性とされることがあります。確かにストレスが「誘因」といえるかもしれませんが、「原因」と断定することはできません。

この心因の難しさは、心に原因を求めることをどのように考えるかというところにあります。同じ職場で同程度の仕事をしていても、気持ちが塞ぐ人がいれば、何の問題もなく勤務する人もいます。災害のニュースをみてから眠れなくなる人がいれば、そうでもない人もいます。心因とは、あくまで個人の資質と状況との兼ね合いで決まってくるものです。絶対的なものではありません。神田橋[1)]は、心因の存在は、診断して確定するというよりも「察する」ものだとしています。決めつけるのではなく、そうではないのかな？と察してみるという動的思考が心因という用語には含まれているともいえます。

一般に医師はできるだけ早く原因を見つけたい心性があるため、身体因が見つからないと、どうしても心因探しをはじめます。見つからないとすっきりしないため、とりあえず説明をつけて自分自身を納得させようとします。一旦結論づけてしまうと思考が止まり、その後新たな身体的徴候がみられても見過ごしてしまうリスクがあります。

精神科医は心因が疑われてからが勝負ですが、一部の一般科医は心因性と判断してしまうと途端に態度が変わり「心因だから病気じゃない」「精神科の問題だ」と陰性感情が噴き出し、患者を切り捨ててしまうことがあります。ここには医師自身の精神疾患に対する偏見、身体因を思うように見つけられずに診断を確定できない自分自身に対するいら立ちなどが存在しています。

一般科医のスタンスとしては、できる限り身体因を追求することが大前提です。そして大きな身体疾患がなさそうだと判断した場合、身体をみる目を残しつつ、心理的な要素がどのように関与しているのかなと「察してみる（決して決めつけない）」のが望ましいかたちです。その姿勢自体が患者にとっては治療的です。身体か精神かの二分法で白黒つけるのではなく、その時点では精神的な要因が大きいかなと思っても、何か引っかかる場合には身体をみる目を残しておくことが大事です。「また変わったことがあったら、いつでも相談に来てくださいね」とひと声かけておくことが患者の安心感につながりますし、医師自身を守ることにもなると思います。

（2）身体症状の訴え方による分類

身体症状を訴えるといっても単一の症状を執拗に訴えるタイプから多彩な症状を訴えるタイプまで様々です。過去には「心気症」、現在は「身体表現性障害」（ICD-10）と呼ばれることが多いですが、最新のDSM-5では「身体症状症及び関連症群」に分類されます。単一症状タイプとして、咳が続いているのを「肺がんになってしまった」などとある特定の疾患に対する不安を認める病気不安症（DSM-5）、多彩な症状タイプとして、手足の痛みやしびれなど複数の症状を訴え、その出方に規則性がない身体症状症（DSM-5）があります。この分野は用語の使われ方が混乱していてわかりにくく、精神科医のなかでも使う用語が統一されていない現状があります。図15に「身体症状症及び関連症群」（DSM-5）について整理しました。「身体表現性障害」（ICD-10）や、古くから使われている従来診断についても記載しました。

もともとこのカテゴリーは、身体症状を訴えるものの、医学的には説明ができないことが強調されていました。ところがDSM-5においては、身体疾患を完全に否定するのではなく、あくまで苦痛を伴う身体症状があることを前提とし、それに対する思考、感情、行動に異常を生じることに重きを置くようになりました。これはたとえわずかな身体的問題が存在しているとしても、その苦痛が強ければこのカテゴリーのなかで対処するということです。つまりDSM-5診断においては、身体疾患の完全否定を条件としていません。少し敷衍してみると、精神科がメインで診る病態ではあるが、身体を診る目もまだ必要そうなので一緒に関わっていてくださいという一般科医に対するメッセージという言い方もできるかもしれません。一般科医は身体10割／精神0割、精神科医は身体0割／精神10割を求めます。しかし臨床場面ではいつでもきれいに分けられるわけではありません。身体か精神かの議論になってしまうと、当然のことながら一般科医と精神科医の間で軋轢が生じます。DSM-5は無味乾燥という印象が強いのですが、身体疾患の完全否定を条件としないという改訂が、一般科医と精神科医の間に流れる陰性感情の火消し役となり、両者の連携の下支えになりうるという見方もできるかもしれません。

・身体症状症（DSM-５）：

<u>苦痛を伴う身体症状があり、日常生活に混乱をひきおこす</u>

・従来の身体化障害、鑑別不能型身体表現性障害（DSM-Ⅳ-TR）に相当

・ICD-10では身体化障害、身体表現性自律神経機能不全に相当

・身体症状症（疼痛が主症状のもの）（DSM-５）：

<u>苦痛を伴う身体症状があり、日常生活に混乱をひきおこす</u>

・従来の疼痛性障害（DSM-Ⅳ-TR）に相当

・ICD-10では持続性身体表現性疼痛障害に相当

・病気不安症（DSM-５）：

<u>身体症状は存在しないか、あってもごく軽度。症状へのとらわれが明らかに過剰か不適切で不安が強い</u>

・従来の心気症（DSM-Ⅳ-TR）に相当

・ICD-10では心気障害に相当

ICD-10における身体表現性障害

・変換症／転換性障害（機能性神経症状症）（DSM-５）：

<u>神経学的症状として現れる</u>

・従来の転換性障害（DSM-Ⅳ-TR）に相当。従来診断では古典的なヒステリーに相当

＊ICD-10では身体表現性障害ではなく、別項の解離性（転換性）障害に分類

・作為症／虚偽性障害（DSM-５）：

<u>症状が捏造される</u>

・意図的な症状の捏造であり、無意識下で起こる変換症／転換性障

害とは異なる

＊ICD-10では身体表現性障害ではなく、別項のパーソナリティ障害に分類

図15　身体症状症および関連症群の主な分類（DSM-５）と他の診断基準（DSM-Ⅳ-TRとICD-10）との関係

（加藤温：内科医・外科医のための精神疾患の診かた．中山書店，東京，2016. P-143図１より改変）

（3）各々の身体症状症及び関連症群について

①多彩で変化する身体症状を訴える

様々な身体症状を認め、そのときどきで訴える症状に変化があるタイプです。嘔気やしびれを訴えたかと思えば、頭痛や腹痛を認めるなど訴えが一定しません。ICD-10では身体化障害に当たり、いわゆる不定愁訴といわれるものもここに含まれます。ただし一般科医としては不定愁訴と結論づけてしまうことがないよう身体因を評価することが求められます。訴えが煩わしくて病態を捉えにくいため、多忙な臨床現場においては医師からの陰性感情を抱かれやすいです。

このタイプに対しては、結果を急がず、日常の生活に適応していけるように気長に援助していくのが基本的構えになります。「今のところは少なくとも命に関わる身体的問題はない」と説明した上で、症状を持ちながらも自分のできる限りの努力をしていくことをすすめ、そうであれば治療者は見捨てないという姿勢を基本とします[2)]。症状を100％消し去ることを目標とするのではなく、抱えていきながらも日常生活を送ることができるよう支えていくことが治療者の役目となります。ポイントは医師側が本人の努力を促すことにあります。依存的にさせず、本人が意識的に行動しようと

すれば応援するという姿勢です。

患者の訴えが多いと早く薬を出して診療を終わらせたくなりがちですが、ここに危険があります。抗不安薬や睡眠薬のほとんどはベンゾジアゼピン受容体作動薬です。同薬については常用量依存のリスクが指摘されています[3)]。3錠分3のようなかたちで処方されて数ヶ月経過すると、中止する際に退薬症状を認めるため、簡単には中止できなくなってしまいます。高齢者や脳の器質疾患があるケース、未熟なパーソナリティ傾向があるケースでは、薬によって脱抑制をきたして問題行動を誘発したり、不安に向き合えず退行させてしまうこともあります。出すとしても頓用とし、回数を増やさねばならない状況にあるならば精神科医に相談するのが安全です。紹介される側としても、定時で薬が入っていない方が、その後の薬剤調整がしやすいです。うまく使えば有用な薬剤も、使い方によってはマイナスになってしまいます。このタイプにはうつ病や統合失調症などの基盤がない限り、薬物療法は治療のメインにはなりえません。

②ある系統や器官に固定し、自律神経症状を中心とした身体症状を訴える

心血管系や消化器系など何らかの系統や器官における自律神経症状を訴えるタイプがあります。ICD-10では身体表現性自律神経不全に相当します。心臓神経症、過敏性腸症候群などが代表的です。心臓神経症では心電図や超音波検査をしても異常がないにもかかわらず、動悸や胸痛がみられます。過敏性腸症候群は同じく腸に器質的な要因がないものの、便秘や下痢などさまざまな排便パターンを認めます。たとえば仕事前に緊張してトイレに駆け込み、排便後は楽になるというタイプです。最近では過敏性腸症候群の薬物療法も広く行われるようになっていますが、心身の疲労状態や生活面でのさまざまなストレス状況が症状の増悪因子となっていることが推測される病態です。

多彩な症状を訴えるケースと比べると、症状が出てくる状況を医師側が理解できることが多く、強い陰性感情を抱くことはあまりないタイプです。患者の苦しさが生じている状況を理解しようとする姿勢が大事であり、症状自体に焦点を置くよりも、日常生活についての話題に移していく方が治療的であることが少なくないです[2)]。

③慢性的な疼痛を訴える

身体のある部分の頑固な疼痛を認めるも、身体医学的にはその原因を十分に説明できない一群を疼痛性障害といいます。DSM-5においては身体症状症のカテゴリーに「身体症状症（疼痛が主症状のもの）」として分類されています。留意しておきたいのは、うつ病の身体症状としての疼痛です。痛みがあることで二次的にうつ状態をきたすこともありますが、原因がわからない疼痛をみたときには、うつ病の症状を確認しておくべきです。うつ病に伴う疼痛の場合には、抗うつ薬などうつ病の治療による効果を期待できます。

疼痛が難しいのは、その感じ方はあくまで主観的だということです。たとえば腰痛を訴える患者に画像検査を施行したところ、腰椎にごくわずかな所見があったとします。画像所見に比して痛みの訴えが強いときに、患者に陰性感情を向けがちです。「それほどの痛みは出ないはずです。ストレスじゃないですか？」などと本人の訴えを否定する言い方は避けなければなりません。

疼痛の出所については身体から精神からと明確に分けるのは極めて難しいです。身体的痛みの苦痛を伝える経路には島皮質や前部帯状回が関与しているといわれていますが、社会的ストレスが加わることでも同部位が活性化することが指摘されています[4)]。両者が一部同じ神経回路を共有している可能性があります。原因を突き詰めるのではなく、身体的原因や精神・

社会的な状況までを含めて、ひとつの「痛み」として捉えることが必要になります。

対応の基本は、患者本人が痛みを感じていることを認めること、そして安易にストレスに原因を求めないことです。「痛みがあるはずがない」と患者とやりあっても何の解決にもなりません。心因探しの前に疼痛対策が優先されます。痛みは痛みとして薬物療法などである程度対応できる時代になってきました。抗うつ薬や抗てんかん薬の一部は疼痛自体にしばしば有効であり、保険適用となっている薬剤もあります。逆に身体治療で汎用されるアセトアミノフェンが社会的疼痛を軽減するという報告もあります[5)]。多剤処方を避けつつも、少しでも痛みを和らげる効果があるのならば投薬もたすけにはなります。

④重い病気にかかっていると訴える

DSM-5において病気不安症という病名がつきましたが、通常は心気症といわれることがほとんどです。重い病気にかかっている、あるいはかかりつつあるというとらわれが前景に立ちます。些細な体調の変化から「自分はがんだ」などと強い不安や恐怖にかられ、検査を求めて内科を受診します。一度検査をしても安心できずに何度も受診してきます。検査してくれないとわかると、他の医療機関を訪れて同じことを繰り返します。いわゆるドクターショッピングです。医師からすると、同じ訴えで受診を繰り返して何度も検査も求めてくるので、どうしても患者に対して陰性感情を抱きやすくなります。心気症はドイツ語ではHypochondorie（ヒポコンドリー）といいますが、心気傾向があり対応が面倒な患者を「ヒポコン」と揶揄した言い方をされることがあります。あまり使いたくない言葉です。

このタイプで避けるべきなのは患者を説得にかかることです。異常がないと説明を繰り返しても納得しないため、医師側がヒートアップしてくるのです。こちらが熱くなれば患者も引けなくなり、収拾がつかなくなってしまいます。言い合いになり、後になって「医者からどなられた」とクレームにつながることもありえます。そうならないような冷静さが求められます。医師の振る舞いが患者からどのように見えているか、前述した「離見の見」を思い出したいところです。

対応の原則は、患者の訴えを聴いて不安の対象を明らかにした上で、必要な診察・検査は施行することです。その結果、異常所見がなければ、本人が思い込んでいる疾患を明確に否定して保証を与えることです。ドクターショッピングのかたちで受診した場合でも同様の対応とすべきです。いくつかの病院でそのように扱われたことで、思わぬ身体疾患を見逃している可能性があるかもしれません。

精神科的に留意したいのは、不安や恐怖レベルにとどまらず、症状への確信が強く妄想にまで至るケースがあることです。強い不安か妄想かは区別しがたいことも多いのですが、こちら側の説明を聞き入れそうな雰囲気がありながらなかなか納得できないのは病気不安症、「自分はがんに違いない」などと確信が強く、いくら説明してもびくともせず全く聞き入れる雰囲気すらないのが妄想です。この心気妄想はうつ病でみられることが多いので、他のうつ病症状の有無を確認すべきです。さらに重いタイプになると「内臓がなくなってしまった」「何も存在しない」などの否定妄想や「もう生きていない」「死ぬこともできない」などの不死妄想に至ることがあります。これをCotard（コタール）症候群といい、その基盤には自身の価値に対する強い否定があります。珍しい病態ですが、拒食が強く、結果として脱水や低栄養を認め、救急搬送されることがある病態です。

その他にも「自分は未知の病気だ、体にチップをしこまれてしまった」などの訴えがみられることもあります。このように現実的には考えにくい内容の場合には、統合失調症圏が疑われます。

⑤言葉ではなく、身体症状として訴える

前項までは患者自身が言葉で執拗に訴える共通点がありましたが、言葉での訴えはなく、体の症状として訴えるタイプがあります。従来ヒステリーと呼ばれてきたものに相当します。

歩行困難で救急外来に搬送され、診察や画像検査を行うも異常所見がなく、自宅に戻るよういわれたが、動けなくて帰れないというケースです。「異常がないと説明しているのに何で動けないの？次の患者を受けられない。帰ってくれないと困る」と陰性感情が向いてしまうことが多い病態です。一般医療では広くヒステリーといわれていますが、近年では転換性障害といわれます。DSM-5ではさらに日本語訳を「転換」ではなく「変換」とし変換症／転換性障害としました。これは「転換」（Conversion）と「てんかん」（Epilepsy）が同音異義語で混乱を招いていたことによります。実際に声かけに反応がない場合、転換症状なのかてんかん発作なのかわかりにくいこともあり「変換」へ切り替えたのは適切な名称変更だと思います。

古典的なヒステリーは、心的な葛藤があり、それにうまく対処することができず、無意識に何らかの身体症状に置き換えられるという考え方です。たとえば見えない、聞こえない、声が出ない、立てない、歩けないなど随意運動や感覚機能に症状を認め、身体疾患や他の精神疾患ではうまく説明できないというのが基本形です。身体症状ではなく精神面（健忘、解離性同一性障害など）への症状が現れるケースもあり、これを解離性障害といいますが、その基盤は同じと考えていいです。これら解離については、近年ではトラウマとの深い関連があるといわれており、受け入れがたい事実から自身を守るために現実から切り離しを試みた結果と考えられているタイプもあります。

変換症について考えるときに忘れてはならないのは、これらの症状は本人にとっては無意識に起こることです。本人は自身が病気であると信じて

おり、医師をだまそうとしているわけではないことを理解しておくべきです。そこが詐病との違いです。決して嘘をついているわけではありません。嘘つきなら粗末に扱っていいというわけではありませんが「これはヒステリーだから病気を演じているだけ」とするのは違います。自ら演じているのではなく、意識にのぼらない深いところにある潜在的な思いに演じさせられているといえるかもしれません。そう考えると陰性感情も少し和らぐのではないでしょうか。

ただし、心の奥底にある心理社会的因子を探ろうと躍起になってもうまくいかないことがあります。心理的問題を考えることは大事ですが、侵襲的になるのはよくありません。二次的なトラウマを作り出してしまうことにもなりかねません。患者に対する基本的構えは、症状に集中する意識を少しずつ日常生活へ向けていくことです。歩けないのであれば、リハビリを導入するのも一方法です。少しずつできていることを認めつつ、患者自身の力も必要であることを伝えていきます。たとえば職場や学校に原因があり、よくなることで復帰時期が迫ってくるとリハビリが滞ってくることもあります。しかしそういう過程を通してみることで、本人にとっての問題点がみえやすくなり、解決の糸口になることもあります。治療がうまく進んでいる時には患者に対する陰性感情も消えてきているはずです。一般科医と精神科医の連携が望まれる病態です。

まとめ

- よくわからない身体症状を訴える場合に、安易に心因性とすべきではない。
- このカテゴリーの患者に対しては、どうしても身体を診る目が甘くなりがちであるが、一般科医が身体について継続して診ていく姿勢をみせてくれると、患者の安心感につながる。

〈参考文献〉

1）神田橋條二：医学部講義.東京：創元社；2013.P39.

2）笠原敏彦ほか：心気症の分類と臨床的特徴.精神神経学雑誌 1989;91:133-151.

3）Busto U, et al:Withdrawal reaction after long-term therapeutic use of benzodiazepines. N Engl J Med. 1986;315:854-859.PMID:3092053.

4）Eisenberger NI:The pain of social disconnection: examining the shared neural underpinnings of physical and social pain.Nat Rev Neurosci. 2012;13:421-434. PMID: 22551663.

5）Dewall CN , et al:Acetaminophen reduces social pain: behavioral and neural evidence. Psychol Sci. 2010;21:931-937. PMID: 20548058.

第6章

各論 4 パニック障害

4. パニック障害が疑われる

■陰性感情を生じる状況

- **動悸の検査をして異常ないと伝えたのに、再び動悸を訴えて受診する。**
- **夜間に救急車を呼ぶことを繰り返す。**

パニック障害も、医療者が陰性感情を抱いてしまいがちな疾患です。パニック障害とは、動悸や呼吸困難などが突然出現し、死んでしまうのではないかという強い恐怖に襲われるパニック発作を繰り返す病態です。パニック発作自体はあらゆる病態で起こし得ます。これらパニック発作を起こす疾患の除外を行うことでパニック障害を診断します。

ここの診断があやふやで、患者自身が病態を理解できていないと、死の恐怖に駆られて発作の度に救急車を呼ぶことになりかねません。病院に到着したときには症状がおさまっていることも多く、迷惑患者呼ばわりされてしまいがちです。医療者と患者がともに病態を理解することで、お互いの陰性感情を回避することができます。

(1) パニック発作とパニック障害

前述したようにパニック障害（DSM- 5 ではパニック症）とパニック発作は同義ではありません。パニック発作は、動悸をはじめとして表 4 に示すような多彩な症状を呈しますが(1)～(10)までは身体症状です。したがって初めてパニック発作を起こしたときには、通常は一般内科外来を受診します。パニック障害は除外診断により確診するため、パニック発作をみたときには図16のような手順により、薬剤の影響や身体疾患の鑑別が大事になります。何らかの精神疾患を基盤としてパニック発作を起こすことはありますが、パニック発作で精神疾患を発病することは稀なので、精神疾患の既往や他の精神症状を認めない場合にはパニック障害を疑うことになります。この鑑別については、精神科医よりも一般内科医の守備範囲になると思います。

パニック発作のみを繰り返し、再び発作が起きるのではないかという予期不安や、不安となる状況を避ける行動が続く（DSM-5では1ヶ月以上）場合には、パニック障害と診断します。パニック障害は不安障害の範疇つまり神経症圏に位置し、従来診断では心因性に分類されていました。確かに心理的社会的なストレス負荷を伴っているケースが多いのですが、近年では辺縁系や前頭前野の関与などをはじめとした脳機能異常を指摘されるようになってきました。従来の考え方でいえば、心因と外因（身体因）の両方の要素を持っている病態といえます。

（2）パニック障害であることを患者と共有する

パニック障害が疑われた際には、患者に対してパニック発作が起きる病態について説明し、医療者と共有しておくことが望まれます。一番よくないのは「いろいろ調べましたが体には全く問題ないです。心配ありません」とだけ説明して診察を終えるパターンです。パニック発作は強い不安や恐怖を伴うため「心配ない」とだけいわれても患者は状況を理解できず、かえって不安が強化されてしまいます。

説明の仕方としては、まずはパニック発作自体で死に至ることはないことを保証します。そして本人のパーソナリティや単なる気のせいではなく、脳機能の働きがうまくいっていない可能性があることを説明します。そのため、脳機能を調整する薬物療法が効果的であり、心理療法やリラクゼーション、認知行動療法などが有効であることを伝えます。

医師自身がパニック障害について理解し、患者に対してわかりやすく病態を説明することで、双方が余裕を持つことができ、両者間に陰性感情が生じるリスクを大きく減らすことができます。

表4　パニック発作の基準（DSM- 5）

激しい恐怖または強烈な不快感の突然の高まりが数分以内でピークに達し、その時間内に、以下の症状のうち４つ（またはそれ以上）が起こる。突然の高まりは穏やかな状態または不安な状態から起こりうる。

（1）動悸，心悸亢進，または心拍数の増加

（2）発汗

（3）身震いまたは震え

（4）息切れ感または息苦しさ

（5）窒息感

（6）胸痛または胸部の不快感

（7）嘔気または腹部の不快感

（8）めまい感，ふらつく感じ，頭が軽くなる感じ，または気が遠くなる感じ

（9）寒気または熱感

（10）異常感覚（感覚麻痺またはうずき感）

（11）現実感消失（現実ではない感じ），または離人感（自分自身から離脱している）

(12) 抑制力を失うまたは“どうかなってしまう”ことに対する恐怖
(13) 死ぬことに対する恐怖

(高橋三郎、大野裕(監訳):DSM- 5 精神疾患の診断・統計マニュアル. 東京:医学書院;2014.p212-213より抜粋)

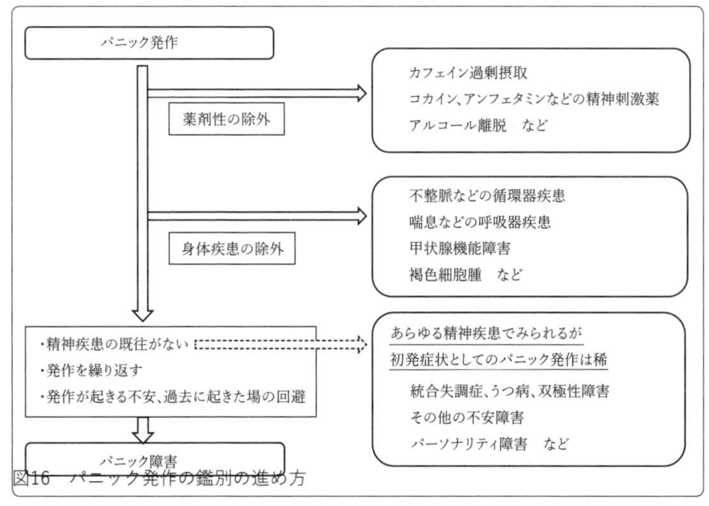

図16　パニック発作の鑑別の進め方

（3）病態に応じた臨機応変な対応

パニック障害は、心因（環境因）と外因（身体因）双方の要素を持っている病態であるからこそ、その説明の仕方次第で治療的な関わりにつなげることができます。以下、2パターンについて考えてみます。

〈ケース1〉

いわゆる企業戦士で日々残業に追われているタイプ。診察時には「休んでいる暇なんてない」「動悸をよくしてもらわないと仕事に支障をきたす」「いい薬を出して早く治してしてほしい」の一点張り。

このケースでは、患者は100％体の問題だと思っています。ストレス過重が誘因になっている可能性など全く頭にありません。本人には「身体がSOSを出している。症状が出てむしろよかった。積み重なった疲れが発作の引き金になっている」と説明し、しっかり休養するよう伝えます。つまり外因（身体因）よりも心因（環境因）に寄せた説明をし、まずは十分な休養を取るなど環境調整が大事であることを認識してもらうよう働きかけます。

〈ケース2〉

些細なことを気にして、何でも背負い込んでしまうタイプ。「自分はストレスに弱い」「心が軟弱だから動悸が起こるんだ」「気持ちの問題で、体の病気ではない」と自分自身を責めてしまう。

このケースでは、患者は自身の心の弱さからこのような発作が起こるんだと自己理解しています。本人には、心が弱いわけでなく、脳機能のバランスが乱れていることが原因になっている。だから薬がよく効くと説明します。心因（環境因）よりも外因（身体因）に重きを置いた説明をし、心の問題というよりも身体疾患としての対応を優先します。

これらはやや極端なケースかもしれませんが、パニック障害については心因（環境因）と外因（身体因）双方の観点から眺め、どこに力点を寄せていくのが患者にとって治療的かを考慮してアプローチしていきます。パニック発作という症状だけをみるのではなく、少し引いて俯瞰してみることで治療の幅がひろがってきます。

パニック障害の患者は内科外来を訪れます。内科医の初期対応が鍵になる病態です。上手に使えば選択的セロトニン再取り込み阻害薬やベンゾジアゼピン受容体作動薬は有効ですが、マニュアル的に処方するのではなく、症状を起こしている背景に目を向けることが大事です。それにより治療の質が上がり、良好な医師−患者関係にもつながります。

まとめ

- パニック発作、パニック障害の病態を理解しておくことが必要である。
- 知識がないと「異常がないのに何度も救急外来を受診してくる困った患者」と判断してしまい、患者に対する陰性感情につながってしまうことがある。

column.7

ドクターショッピング

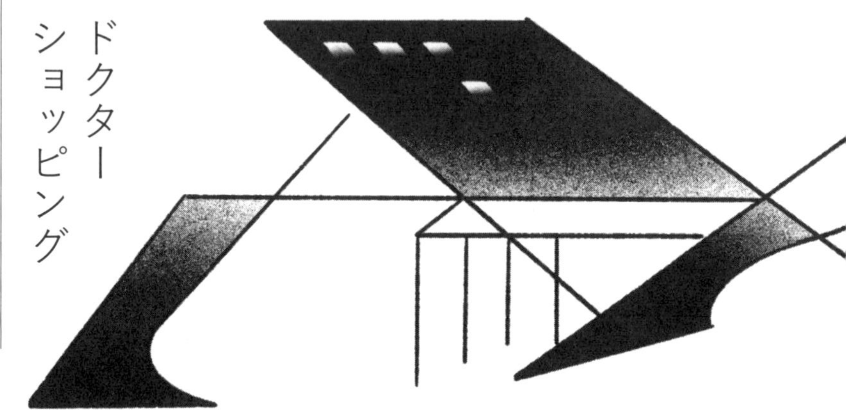

「ドクターショッピング」とは、いま受けている診療に納得できず、次々と医療機関を変える患者のことを指す言葉です。名付ける側には、患者に対する陰性感情が存在しています。「いくらいっても納得しない」「面倒だ」「ころころ病院を変えても同じこと」という思いが含まれています。ドクターショッピング化してしまう患者のタイプとしては、悪い病気があるのではないかと心配で受診し、検査で異常なしといわれてもすぐに不安になってしまう患者、悪い病気があるに違いないと確信し、否定されても否定されても受診を繰り返す患者など様々です。精神科的には不安が強いタイプ、妄想レベルに至っているタイプなどとわけて考え、後者については統合失調症に準じた精神病圏としての対応が必要になります。

一般科医として心得ておくべきことは、自身ができる範囲のことをしっかり行うことです。診察前にドクターショッピング患者だと思っ

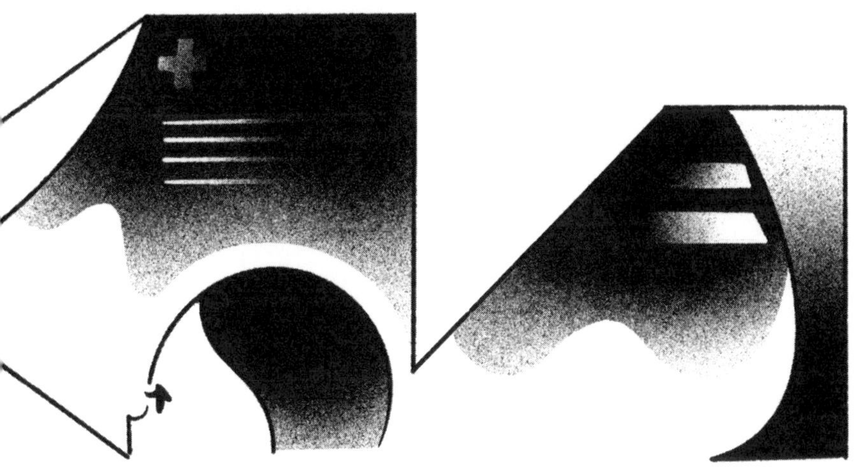

てしまうと、身体をみる目がどうしても甘くなります。陰性感情の存在が正しい診断を邪魔するリスクがあります。ドクターショッピングを治すことが目的ではありません。身体診察を丁寧に行い、必要な検査を施行し、それを説明することが大事です。身体的に問題がなければその旨を伝えればいいのです。そこに感情を入れすぎず、丁寧かつ淡々と接するのが理想です。その結果、納得せずに他院に行ってしまったとしてもよしとすることです。深追いして何とか説得しようとしてもこじれるだけです。患者のために何とかしようとする行動の裏には、自尊感情を傷つけられたくないという医師側の思いが隠れていることもあります。これではうまくいきません。できることはしっかりやり、できないことはできないと伝えることが、ドクターショッピングと呼ばれる患者に対する基本的な構えとなります。

第6章

各論 5 アルコール関連問題

5. アルコールの問題が疑われる

■陰性感情を生じる状況

・また酒を飲んで外来にきた。こんな状態で体がよくなるわけがない。

・何度言っても酒をやめられない。やめない限り今後の診察はお断りだ。

診療科を問わずアルコールに関連する問題を有する患者は少なくなく、対応にも難渋します。はじめからアルコール専門機関を訪れることはほとんどなく、何らかの臓器障害を起こして内科外来を受診し、精査の過程でアルコールが問題だとわかるケースが多いです。あるいは入院後にアルコール離脱症候群を認めることで判明することもあります。

内科診療でアルコールに伴う臓器障害が判明すれば、当然のことながら飲酒を止めるよう指導します。しかしそのかいなく飲酒を止められず、さらに身体状態を悪化させて再受診してくることが多いです。第5章でも述べましたが、アルコール問題は、しばしば医師－患者間において陰性感情を生じさせる契機となります。

（1）アルコール使用障害

アルコール多飲患者を診るときに、依存症かどうかという議論がなされることがありますが、一般外来においては診断がつくか否かに拘るのではなく、アルコールによって生活に支障があるかどうかという観点が大事です。

アルコール依存症のスクリーニングとしてCAGE質問票（表5）が普及しています。4項目中2項目が該当するとアルコール依存症が疑われるとされており、ひとつの指標にはなります。なだいなだ[1)]は「さまざまな理由から、非常に難しいものである断酒をしなければならないところに追い込まれた人たち」と定義しています。さまざまな理由には、臓器障害のために医師から止められたり、職場でアルコールにより失敗したり、家族とアルコールを巡って喧嘩になったことなど全てを含みます。そして断酒を継続できなければ身体的にも社会的にも大きなダメージを受けます。DSM-5においては、アルコール依存と乱用を合わせてアルコール使用障害としていますが、日常診療においてはなだの定義がわかりやすいと思います。

表5　CAGE質問票

1．あなたは今までに、飲酒を減らさなければいけないと感じたことがありますか？（Cut down）
2．あなたは今までに、飲酒を批判されて腹が立ったことがありますか？（Annoyed by criticism）
3．あなたは今までに、飲酒に後ろめたい気持ちや罪意識をもったことがありますか？（Guilty feeding）

4．あなたは今までに、神経を落ち着かせたり、二日酔いをなおすために迎え酒をしたことがありますか？（Eye-opener）

（Ewing JA：Detecting alcoholism. The CAGE Questionnaire. JAMA 1984；252：1905-1907.）

（2）断酒と節酒

これまでアルコール依存症の治療といえば、断酒を唯一の目標とし、集団療法や自助グループ（断酒会やAA: Alcoholics Anonymous）への参加を促すのが一般的でした。しかしこのやり方はハードルが高く、うまく乗れないケースも少なくありませんでした。そこで出てきたのが飲酒量を減らす節酒という考え方です。あくまで断酒の達成とその継続が目標ではありますが、節酒にも大きな意味があります。「新アルコール・薬物使用障害の診断治療ガイドライン」（2018）においても飲酒量低減（節酒、減酒）についての記載が加わりました。

アルコールを止めない限り診療はしないとする内科医もいると思います。もちろん断酒が原則ですが、それだけしか認めないとしてしまうと、医師－患者間に生じる陰性感情は増大し、治療機会を逸してしまいます。断酒を断固として受け入れない患者に対して節酒を提案することは、医師－患者間の良好な関係性の維持につながり、結果として患者の生命を守ることになります。以前はアルコールで失敗を繰り返し、いわゆる底つきを体験するまで手助けしないという考え方が主流でした。しかし近年では飲酒による害をできるだけ減らすハームリダクションという考え方が注目されてきています。節酒を断酒に向けての段階的な目標とすることで、最終的に断酒につなげられる可能性も出てきます。断酒を巡る医師－患者間の陰性感情は、節酒の提案をはさむことによって緩和されることが期待できます。

アルコール依存症の診断にまで至らない患者に対しては積極的に節酒指導を勧め、うつ病など他の精神疾患の併存や重症のアルコール依存症、節酒がうまく実現できない場合には、専門医療機関につなげるというのが基本的な考え方になります。

（3） どのように対応するのがよいのか

アルコール問題のある患者は、家族、職場の同僚などから常に陰性感情を向けられており、病院においては医師からも厳しく言われるだろうと思い込んでいます。受診してきた患者に対して頭ごなしに「酒を止めてください」と言っても「はい、わかりました」とはなりません。身体的危機状態でない限り、体の状態をみながら一般外来でつなぎ、関係性をつくるもの一方法です。いきなり専門機関へ行くようにいわれて拒否される場合でも、医師－患者関係ができてくることで、専門機関へも紹介しやすくなります。

対応の基本について中井[2)]は「患者に恥をかかせないこと」を挙げています。患者は病院を受診するまでに、家庭や職場などで責められたり恥をかかされたりという体験を重ねてきています。禁酒できたときに「酒を止めて偉かったね」という言葉も患者にとっては見下されたように感じられ、恥をかかせることになります。同じく中井[2)]は、患者の言葉を軽信せずに「行動」を信用することを勧めています。たとえば禁酒宣言を信用するのではなく、実際に１日、３日、１週間飲まなかったという行動の事実を、過剰でも過小でもなく、それぞれ１日分、３日分、１週間分の値打ちとします。意志が強い弱いという評価ではなく、できたことそのものを認めていく、それを継続していけるように静かに応援していくというスタンスが望まれます。

なだ[1]は、意志ではなく意地で止められるケースもあるといっています。患者が「意地でもやめて見せる」と医師の前で公言し、医師は「じゃあやってみたら」というやりとりのなかで、実際に断酒を継続できているケースです。意志は目的に向かって示され、意地は生身の人間に相対して示される対抗心のようなものが基礎になっているとしています。これは医師－患者関係における信頼感があってはじめてうまくいくケースであり、誰にでも通用するやり方ではありませんが、極めて臨床的な実例です。アルコール問題に関しては、一般科医がうまく対応することで、その先の治療につなげることが可能になってきます。

まとめ

- アルコール多飲患者に対して、ただ単に「飲むな」と責めることはしない。お互いの陰性感情が噴き出すだけで解決にはならない。
- 身体治療の観点からアルコールのリスクを説明し、断酒が無理なら飲酒量を減らす方向を提案しつつ、内科診療としてつなげていくのも一方法である。

〈参考文献〉

1）なだいなだ：アルコール依存症は治らない《治らない》の意味.東京：中央法規；2013.
2）中井久夫：世に棲む患者．慢性アルコール中毒症への一接近法．東京：ちくま学芸文庫；2011.P124-133.

第6章

各論 6 発達障害

6. いわゆる発達障害が疑われる

■陰性感情を生じる状況

・**話が通りにくい。思いが伝わらない。**

・**こだわりが強い。**

いまや発達障害については診療科を問わず知っておかねばならない概念になってきました。多くの関連書籍が出版され、テレビ番組でも大きく取り上げられています。場の空気が読めない、話が通りにくいなど対人面での問題が生じるケースで「発達障害？」とされることがありますが、これは発達障害のなかの自閉症スペクトラム障害に相当します。通常発達障害というとこの自閉症スペクトラム障害を指すことが多いのですが、広義の発達障害とは、生得的あるいは生後早期から脳機能の偏りが存在し、発達とともにそれが明らかになり、成人になっても残ることによって生活に支障をきたす一群のことをいいます。

表6に示す通り、発達障害は、自閉症スペクトラム障害だけではなく、注意欠如・多動性障害、学習障害、知的障害までを含んでいます。もともとは小児科領域で扱われてきましたが、近年では成人期における自閉症スペクトラム障害と注意欠如・多動性障害が注目されています。陰性感情との関連から知的障害について簡単触れ、自閉症スペクトラム障害と注意欠如・多動性障害について述べます。

表6　代表的な発達障害の概念

・知的能力障害：Intellectual Disability（ID） 全般的な知的発達の遅れ。通常は知的障害といわれ、かつては精神遅滞Mental Retardation（MR）と呼ばれていた。 **・自閉症スペクトラム障害：Autism Spectrum Disorder（ASD）** 社会性、コミュニケーション機能、想像力の障害が特徴 **・注意欠如・多動性障害：Attention-Deficit/ Hyperactivity Disorder（ADHD）** 注意・行動・衝動を制御することが困難 **・学習障害：Learning Disorder（LD）** 特定の機能（読字・書字・計算など）のいずれかに困難を伴う ＊これらは重なりがあり、ADHDの特徴をもったASDなどもありうる。

（1）知的障害：Intellectual Disability（ID）

知的障害とは生得的あるいは出生後から発達期における知的能力の発達の遅れであり、知能指数（IQ）が指標になります。発達早期から明らかになるため、すでに小児期に診断されて療育手帳を持っているなど判断に困ることはありません。

わかりにくいのはIQ80前後くらいの軽度知的障害～境界知能に相当するケースです。この場合、気づかれることなく成人しているケースも多いのですが、学校や職場で何となくうまくいかない経験を持つことがあります。年齢に比して幼く感じられたり、話が回りくどくて要領を得ず、些細な刺激で情動が揺れることがあります。知能検査をしてみないとわからず、医療や支援を必ずしも必要とするわけではないのですが、診療がスムーズに進まず、滞りを感じたときにはその可能性があります。このケースでは、話がうまく通じないからといくら熱く語ってもうまくいきません。本人のペースに合わせ、理解しやすいよう説明の仕方を工夫することが求められます。

ちなみに知能検査は知能指数をみるためだけのものではなく、得意なところ苦手なところなど能力の傾向を知ることができます。医師にとっては関わり方の参考となり、患者にとっては自分に合う仕事のタイプがわかるなど、生活を送る上での道標にすることができます。

（2）自閉症スペクトラム障害（自閉症スペクトラム症）：ASD

メディア等で発達障害といわれるものに相当します。これまで広汎性発達障害、自閉症、高機能自閉症、アスペルガー障害などの用語が混在して使われていましたが、DSM-5において自閉性スペクトラム障害としてまとめられました。

特徴としては、社会性やコミュニケーションにおける持続的な問題、想像力の障害、こだわりの強さ、感覚過敏などがあります。具体的には、相手の気持ちを汲むことが難しく、言葉を文字通りに捉えてしまい、話の流れをつかむことが苦手でコミュニケーションがスムーズに進みません。こだわりが強くて融通がきかないこともあり、こうした特徴から陰性感情を抱かれることがあります。ときに黙ってしまったり、硬い表情を呈することもありますが、そこには医療者に対する不信感があるというよりも、強い不安や緊張が表れていることが多いです。

このカテゴリーの特徴は、いわゆる定型的に発達しているケースと、明らかにASDと診断できるケースの間、つまりグレーゾーンに相当する人たちが少なからず存在することです。症状に強弱はあれASD的な要素を持っている人たちは皆さんの周囲にもいると思います。当然のことながら一般診療科にもASD特性を有する患者は受診してきます。その特性を理解できないために医療者が患者に対していらだちを抱くことがあります。患者側は相手の気持ちを読むことが難しく、なぜ医療者がいらいらしているのかを理解できません。そのため怒りが生じたり、混乱状態に陥ることがあります。周囲から見ると患者が医療者に怒っているようにみえますが、怒っているというよりも状況を把握できず、反応性にパニック状態に至っているという見方もできます。

表7に診察時にASDを疑うポイント、表8に具体的な対応法について記載しました。基本的なスタンスは治療というよりもどのような支援を行うかです。しかしグレーゾーンにある人たちに対しては、必ずしも支援を要するわけではありません。支援の仕方が指導的になってしまうと、相手にとっては侵襲的な体験となることもあります。望まれる姿勢は、指導者ではなくよき解説者であることです[1)]。生活指導というよりも、置かれている状況を理解できるよう患者に対して丁寧に解説すること、つまり人生のガイド役になることが患者の安心感にもつながります。

表7　診察のなかで自閉性スペクトラム障害を感じるポイント

- **独特の雰囲気があり、若干の違和感がある**
  オモテ（建前）ウラ（本音）がなく純粋。話し方に遊びがなく直線的。表情変化にも乏しい。
- **質問にとまどい、返答までに時間を要することがある**
  「具合はいかがですか？」と問うと返答に窮する傾向がある。

「具合」と聞かれて何をどう答えてよいか困惑してしまう。オープンクエスチョンが苦手。

- **やりとりのタイミングがうまく合わずに診察が滞る**

  「話す」「聞く」のタイミングが微妙にずれてテンポが合わず、会話がぎこちなくなる。

  外来において診察終了の雰囲気に気づけず、医師が「終わりです」というまで座っていることもある。

- **患者の言葉と表情や雰囲気とのずれがある**

  「つらいです」といいながら、表情には抑うつ感がみられず、言葉と表情に乖離がみられる。

- **感覚過敏がある（音、触覚、においなど）**

  聴覚過敏が多い。MRI検査時の音が苦手。急な院内放送の音に過剰に反応することもある。

  聴診器、血圧計のカフ、心電図の電極装着、腹部超音波検査などの触覚が苦手。

- **予約時間へのこだわりが強い**

  予約時間に診療が始まらないことに過剰に反応し、パニック状態に至ることもある。

  患者が多くて診療に時間がかかり、予約時間より遅れているという想像力が働かない。

（青木省三ら編：大人の発達障害を診るということ．東京：医学書院；2015.を参考）

表８　自閉症スペクトラム障害圏の患者に対するときの心得

・診察のパターンを決めておく

予約の曜日や診察時間をできるだけ変えない。診察の流れも可能な限りパターン化しておく。

薬剤の細かな変更も混乱を招きやすい。

・話し方の基本姿勢は、はっきりと簡潔に、具体的に尋ねる

静かなトーンでゆっくりと要点を簡潔に話す。一度に伝える情報量を抑える。

「いかがですか？」などのオープンクエスチョンを避け、より具体的に聞くようにする。

・できるだけ具体的に説明する

曖昧な言い方を避ける。「睡眠は十分にとって、薬もちゃんと飲んでください」ではなく「７時間（たとえば23時～６時までとするとさらによい）は眠ること、薬は１日２回食後30分以内に飲んでください」などと具体的に説明する。

・文字情報を使う

話し言葉では十分に伝わらないことが多い。

紙に書いて視覚的に文字を通して説明すると理解されやすい。

箇条書きにして要点が見えやすいようにする。

・好きなことや趣味を尋ねる

やや応用編になるが、少しなれてくれば、患者が興味を持っている世界について話題にすることはあってもよい。

患者特性を知るだけではなく、そうしたやりとりが患者支援につながることもある。

（青木省三：精神科治療の進め方．東京：日本評論社；2014．中村敬ら編：日常診療における成人発達障害の支援:10分間で何ができるか．東京：星和書店；2020．を参考）

（3）注意欠如・多動性障害（注意欠如・多動性症）：ADHD

ADHDは行動面に症状が現れるので、ASDと比べるとわかりやすいです。その特徴は、注意力の欠如（集中力がなくすぐに飽きてしまう、順序立てた思考や行動ができないなど）、多動性（落ち着きがない）、衝動性（一呼吸おくことができず、バタバタと行動してしまう）の3つです。全てを持ち合わせているケースがあれば、どれかだけが目立つ場合もあります。小学生時代に忘れ物が多かったり、授業中に立ち歩いたりすることがあればわかりやすいのですが、社会人になってから顕在化してくることもあります。成人では多動性は後退し、不注意が目立つことが多いです。うっかり忘れや些細なミスが多く、時間管理も苦手であり、仕事能率も悪いです。ある作業をしているときに別の用件を頼まれたり電話が入ったりすると、前の作業を忘れてしまうなど、全ての仕事が中途半端になってしまいます。

日常診察においてADHDではないかと感じるポイントもあります[2)]。外来予約日をうっかり忘れたり、出がけに慌てて診察券を忘れたり紛失することがあります。診療中は、貧乏ゆすりなど体をせわしなく動かし続けることがあります。言いたいことを自分のペースで話し始め、声が高ぶり大きな声になりがちです。診察終了後には、雨傘や帽子などを忘れて診察室を出てしまうことがあります。ADHDという病態があることを知らないと、ただ怠慢なだけだと陰性感情を向けてしまいがちです。

ADHDに関してはASDと比べると薬物療法の効果を期待できるケースがありますが、専門性が高い薬剤が含まれるので、診療になれた精神科医療機関に相談するのが望ましいです。精神科的な治療の基本は、適応を十分に吟味した適正な薬剤使用を下支えとし、日常生活に適応できるようサポートしていくことが中心になります。

まとめ

- ASD、ADHDについては、疾患というよりも本人の特性と考えるのが基本である。
- 発達障害について知識として理解できていると、特徴ある言動に気づくことができ、余裕を持って対することができる。

〈参考文献〉

1）青木省三ら編：大人の発達障害を診るということ．東京：医学書院；2015．P24.

2）姜昌勲：明日からできる大人のADHD診療．東京：星和書店；2013.

column.8

沈黙

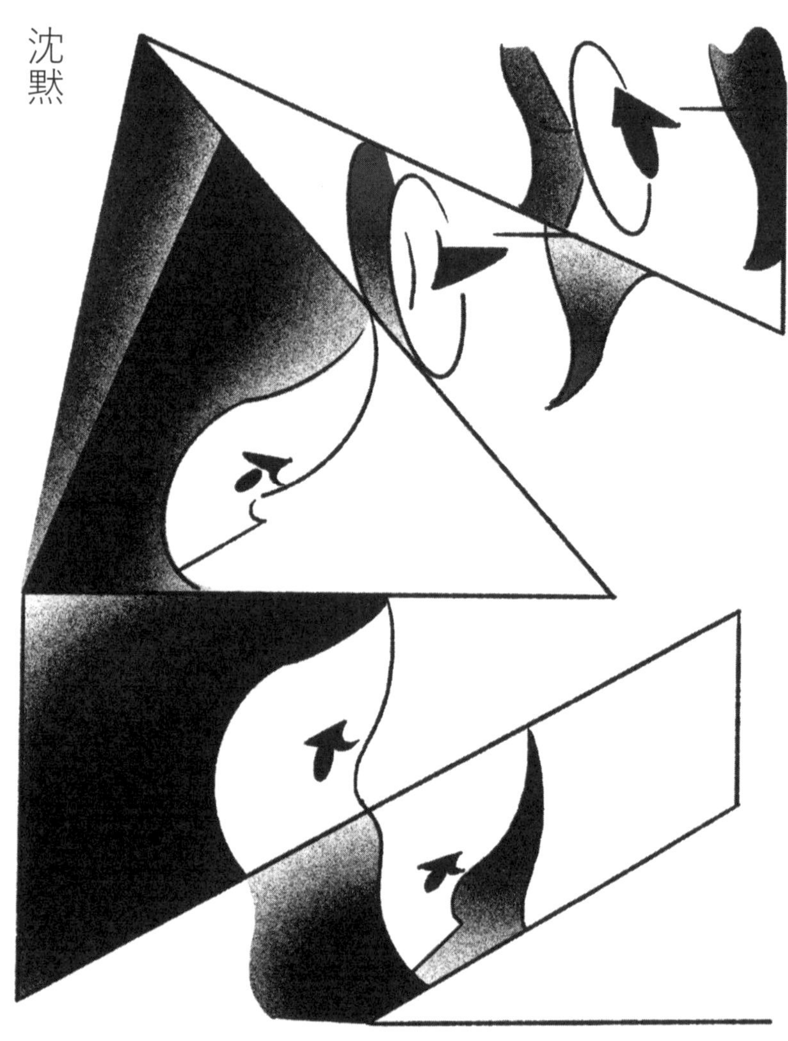

沈黙は精神科面接においては極めて大事な要素です。支持的面接を円滑に進めていくためのポイントになるものです。一般診療においても同じです。緩和ケア研修会（PEACEプロジェクト）におけるがん告知場面のコミュニケーションのロールプレイにおいても、沈黙は技法のひとつとして挙げられています。沈黙することで、相手側に考えを整理するための時間を提供できます。

しかし沈黙することは実際にはなかなか難しいです。ストップウォッチで試してみるとわかりますが、5秒の沈黙でも結構長く感じます。医療者はどうしても焦って説明しがちですが、一呼吸置くことは大事です。相手からの陰性感情や、自身が患者に向ける陰性感情の流れを一旦止めることができます。その数秒の時間を確保することで、お互いに冷静になることが可能となります。

医療者が自信満々にしゃべり続けていても、患者に届いているかどうかはわかりません。講演している演者が、聴衆を見ずに滔々と自説を語っているのと変わりません。あるいは患者に質問させる隙を与えずにしゃべる続けるケースもあるかもしれません。患者の反応や質問に対応できる自信がなく、面接を早く終えたいと思っている医療者は沈黙が苦手です。沈黙を意識し、数秒でもいいので沈黙にたえられる訓練をしておくことは、診療の場における陰性感情の回避にもつながります。

第6章

各論

7 パーソナリティ障害

7. パーソナリティの偏りが疑われる

■陰性感情を生じる状況

・はじめはいい関係だと思っていたのに、急に攻撃的になってきた。

・境界性パーソナリティ障害の診断がついている。大変そう、関わりたくない。

パーソナリティ障害はいくつかのパターンに分類されますが、医療者が最も陰性感情を抱きやすいのは、境界性パーソナリティ障害（borderline personality disorder）だと思います。ボーダーライン（略してボーダー）と呼ばれることもあります。もともとは神経症と精神病（主に統合失調症）の境界領域に位置する病態を境界例としたことに由来します。

その典型例は、気分の揺れが激しく衝動的であり、対人関係が不安定です。医師に対して親和的だったはずが、急に攻撃的になるなどしばしば対応に難渋します。

医療現場では境界性パーソナリティ障害、ボーダーラインというだけで警戒されがちですが、実際に診断名がつく患者はそう多くありません。パーソナリティ障害とは極端なパーソナリティの偏りであり、大きなトラブルなく生活に適応できていれば障害といわれることはありません。診断基準は存在しますが、一般科医としては診断をつけること自体に意味はありません。しかしその特性を理解することは日常診療にも役に立ちます。

（1）境界性パーソナリティ障害とは

境界性パーソナリティ障害には、表９に示すような特徴があります。一般外来においては、自傷・過量服薬歴、多剤処方、病院を転々としているような場合には留意が必要です。もちろんそう見えないケースもありますが、見抜くことは難しいです。これについては後ほど述べます。

境界性パーソナリティ障害は、本人と距離が近い身近な他者との二者関係のなかで問題となる特徴があります。診療の場における医師と患者の関係も、ある意味二者関係になるので、問題となりやすい環境であることには留意しておくべきです。

また境界性パーソナリティ障害と称されている一群には、未熟なパーソナリティ傾向や軽度の知的障害などが基盤にあり、些細な環境の変化に反応しやすいタイプも混じります。また躁状態とうつ状態を頻回に繰り返すタイプの双極性障害が、境界性パーソナリティ障害と誤診されているケースもあります。

表９　境界性パーソナリティ障害の特徴

①情動不安定：些細なことで感情が激しく揺れ動き、衝動的な行動に至ることがある。
②理想化とこき下ろし：相手に対する理想化と真逆の全否定の両極端の間を揺れ動く。
③見捨てられ不安：信頼していた人に見捨てられる不安を常に抱く。

(2) 境界性パーソナリティ障害もどきに注意

境界性パーソナリティ障害のようにみえるが、もともとはそうではなかったケースがあります。些細な気分の揺れがあって医療機関を受診し、不安で眠れないからと抗不安薬を処方されることがあります。これらの多くはベンゾジアゼピン受容体作動薬ですが、漫然と処方されることで脱抑制をきたし、気分の揺れもより激しくなり、逸脱行動にまでつながることがあります。このように不適切な薬剤投与を契機として、境界性パーソナリティ障害もどきを医原的に作り出してしまうこともあります。向精神薬、とくにベンゾジアゼピン受容体作動薬の投与には十分な注意が必要です。

境界性パーソナリティ障害の診断がついている紹介患者のなかで、抗不安薬や睡眠薬（ベンゾジアゼピン受容体作動薬）が多く出されている場合には、まずは減量しながら観察します。すでに薬物に対する依存ができているケースも多く減量に難渋しますが、減薬していく過程において情動の不安定さが目立たなくなってくることもあります。これは境界性パーソナリティ障害もどきといえます。

一方、境界性パーソナリティ障害の診断がつく患者だったとしても、ベンゾジアゼピン受容体作動薬は症状を悪くします。薬で脱抑制を起こしやすくしたり、退行させてしまい、どんどん自立から遠のき、依存度を高めてしまいます。薬を必要最低限にすることは診断いかんにかかわらずプラスに働きます。

なかには自ら境界性パーソナリティ障害だという患者がいます。一度どこかで診断されることで、自らその気になって境界性パーソナリティ障害を演じるようになることもあります。「ボーダーラインだから逸脱行動に及んでしまうのも無理はない、病気のせいで自分は悪くない」などと病名を言い訳に使うようになってしまうケースもあります。これもある意味で境界性パーソナリティ障害もどきであり、安易な診断がマイナスに働くケースです。過量服薬して救急搬送された患者に対して、十分な評価をせずに境界性パーソナリティ障害という診断名を与えないようにしたいものです。

（3）陽性感情のち陰性感情

次に境界性パーソナリティ障害あるいはボーダーライン心性がある患者との関わりについて考えてみます。本物は本物の顔をせずにやってきます。患者側は反応に乏しい医師には関わろうとしません。熱心に診てくれようとする医師、話していて感情が揺さぶられる医師にしか反応しません。

たとえば複数の医療機関にかかるもよくならず、評判を聞いて受診してきた場合を考えてみましょう（図17）。患者は期待を持って受診します。熱心な医師は何とか力になってやりたいと考えます。そこには純粋に患者をよくしてあげたいという思いとともに、医師自身のプライドから他の医療機関には行かせたくない、逃げられたら自身に汚点がつくという思いもあるかもしれません。患者も「先生は素晴らしいです。こんな丁寧な先生ははじめてです」などと医師のナルシシズムをくすぐる発言をすることがあり、得意になった医師はさらに患者に入れ込むようになり、二者関係にどんどん埋没していきます。

次第に患者のことをわかってやれるのは自分だけだと思うようになり、診察時間を長くしたり、時間外診察も認めるなど患者の要求に答えるパターンができてきます。次第に救急外来を受診しては主治医を呼び出すように要求してきます。何回かは対応できても、いつも行けるわけではありません。救外のスタッフから来院できないことを伝えてもらうと、見捨てられたと思い込んでリストカットするなどして主治医を心配させ、呼び出すような行動をとってきます。こうしてボーダーラインとしての心性が表に出てきます。無理難題を押しつけてくる患者に対して、医師はこんなはずではなかったと自身の行動を悔い、そのプライドから誰にも相談することができず困惑状態に陥ります。しまいには悪いのは患者であって見捨てられて当然という思いに至ります。

初診時には患者に対して陽性感情を抱いていたはずなのに、最終的には陰性感情にひっくり返ってしまいます。結果として医師は患者と離れようとするため、再びこの患者を見捨ててしまうことになります。こうしたことを繰り返しながら患者は病理を深くしていきます。

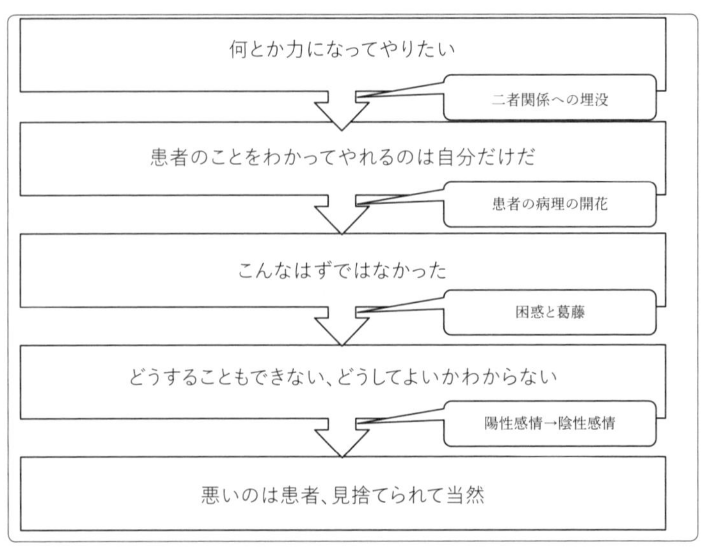

図17　治療者に生じやすい気持ちとその変遷　―陽性感情から陰性感情へ―
（成田善弘：精神療法の経験．金剛出版；1993.p198　表より改変）

（4）患者との距離感　―援助する姿勢―

ここで学ぶべきことは、周囲から孤立して二者関係に埋没していくことのリスクを知り、患者との距離を保つことの大事さです。そういうと始めから話を聞かずに冷たくすればよいと極端に対応する医師がいます。これはこれでクレームにつながるリスクがあります。傾聴することと二者関係に埋没することは同義ではありません。第４章の傾聴・受容、共感のところでも述べましたが、傾聴しつつ患者関係に巻き込まれないようにするには、三角形の構図を守ることです。「あなたの治療を全て引き受けます」という姿勢や、特別に入れ込んでしまうことはいずれも三角形を壊し、直線化してしまいます（図18）。つまり完全な二者関係になってしまいます。

とくにボーダーライン心性がある患者に対しては留意が必要です。治してあげるというのではなく、患者と医師が治療の対象とすべきテーマを一緒に確認しながら進めていくことが望ましく、いかに援助していくかが基本姿勢となります。

一般医療においても、かかりつけ医で患者その人との関わりが長い場合は別として、時間的な関わりが浅く相手の理解が十分にできていないうちは、相手に入り過ぎず、適度な距離を保つよう心掛けておくことが望ましいです。もちろん慣れてきたとしても医師と患者関係であることは変わらないので、公私混同は避けねばなりません。

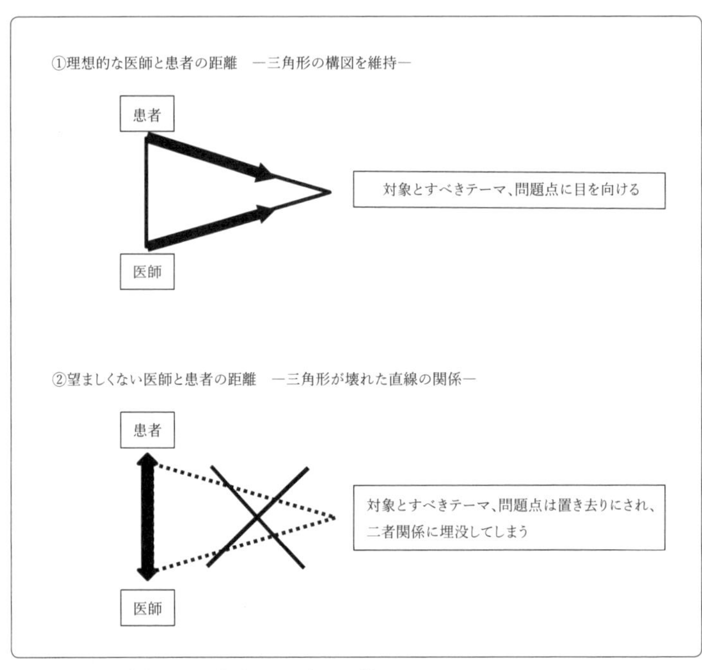

図18　医師と患者との距離感　－三角形の構図ー

まとめ

- パーソナリティ障害という病名に驚かない。あくまで本人の特性と考えるのがよい。
- パーソナリティ障害と診断されている患者を診察する際には、本人の言動に左右されることなく、ほどよい距離を保ち、できることとできないことを明確にしておくことが原則である。

第6章

各論 8 自殺念慮のある患者

8. 自殺念慮のある患者

■陰性感情を生じる状況

・自殺企図で搬送されてきた患者は診たくない。

・自殺念慮がある患者に、どのように関わればよいかわからない。

一般科医が自殺念慮を有する患者と関わるのは、自殺企図のために救急搬送されてくるケースが多いと思います。一般診療においては、うつ状態の患者でみられることがありますが、陰性感情を抱くというよりはどう対応したらいいか困惑することの方が多いと思います。陰性感情を生じるのは、過量服薬のため救急外来に何度も搬送されてくるようなケースではないでしょうか。どのようなケースであれ、自殺企図はその後の自殺につながるリスク因子となります。ここでは自殺念慮の評価・対応について考えてみます。

（1）自殺念慮を確認する

救急搬送されてきた患者に対しては、自殺念慮に伴う自殺企図であったことを確認します。身体状況が許せば本人から話を聞きます。話し始める前に、周囲から得られる情報はできるだけ集めておきます。

自殺企図患者を前にすると、いざ自殺念慮について尋ねることに躊躇しがちですが、死にたい気持ちの有無を聞くことで自殺のリスクが高まることはないとされています。自殺企図がなかったことのように話題を避ける方が不自然です。聞き方の基本としては「TALK」の原則（図19）が知られています。診療科を問わず参考になると思います。

図19 「TALK」の原則

T (Tell)：心配していることを言葉に出して伝える
A (Ask)：自殺についての考えを率直に尋ねる
L (Listen)：傾聴する
K (Keep safe)：危険を感じたら、一人にせずに物理的安全を確保する

話を聴く側の姿勢としては、落ち着いて話せる時間と場所を確保し、声のトーンや話すスピードを落とします。傾聴することを心掛け、自殺企図したことを頭ごなしに否定したり非難してはいけません。死や人生について議論することや、医師自身の価値観を押しつけることもよくありません。逆に追い詰めてしまうことがあります。

過量服薬やリストカットを繰り返しているケースでは、自殺念慮に伴うものだけでなく、過大なストレスに対する本人なりの対処法の結果であることも少なくありません。状況を確認することなく起こした行為のみを否定すれば患者は逃げ場を失ってしまいます。「いい」「悪い」という評価ではなく、患者背景を確認したうえでその後の支援につなげていきます。

（2）自殺企図への対応

自殺企図後に大事なことは、再企図を防ぐことです。明らかな自殺念慮が残っている場合はもちろんのこと、企図を後悔していないケース、自殺

念慮の有無を聞いてもはっきりと答えないケースでは注意が必要です。診察時には表10に示すような自殺リスク因子の有無にも留意しながらリスク評価していきます。

また、自殺企図患者の基盤には、双極性障害、うつ病、統合失調症、アルコール使用障害、パニック障害、パーソナリティ障害などの精神疾患が存在することが多く、できる限り精神科医の診察を求めるのが望ましいです。

精神医学的にとくに急を要するのは、うつ病の妄想状態、統合失調症における幻覚妄想状態です。うつ病では自分は罪を犯してしまったなどと罪業妄想から自責的になり命を絶とうとすることがあります。統合失調症では「死ね」という幻聴や、組織に追われて逃げ場がなくなって死ぬしかないという確信から企図に至ることがあります。これらは自殺念慮というよりも、それしか選択肢がなくなっている状態です。こうなるといくら自殺しないように約束しても止めることは難しくなります。ひとりにすることは危険であり、患者本人の安全を早急に確保しなければなりません。家族等の協力を得て、精神科入院へとつなげなければならないケースです。多くは本人の同意を得られないため、家族等の同意による医療保護入院が必要になります。その際、たとえ本人から入院の同意が得られなかったとしても「今は安全を確保するために安心して休める場を用意しました」などと入院の必要性について言葉を添えるようにします。無理やり入院させられたという思いが少しでもやわらげられるようちょっとした一言があるといいです。幻覚妄想状態は意識障害ではありません。掛けた言葉は患者に届きます。

表10　自殺のリスク因子

・過去の自殺企図・自傷行為歴（繰り返す自傷行為を過小評価しない）
・喪失体験（身近な者との死別、人間関係の断絶など）
・苦痛な体験（いじめ、家庭内暴力など）
・職業問題・経済問題・生活問題（失業、生活苦など）
・身体疾患の罹患およびそれらに対する悩み（がんや他の身体疾患など）
・ソーシャルサポートの不足（支援者の不在など）
・企図手段への容易なアクセス（容易に薬物を入手できる環境にあるなど）
・自殺につながりやすい精神疾患・心理状態（不安・焦燥、衝動性、絶望感、孤立感など）
・家族歴（家族の自殺歴）
・その他（診療や本人・家族・周囲から得られる自殺の危険性、アルコール・薬物依存など）

（日本精神科救急学会：精神科救急医療ガイドライン2015年版:2015.P139の図 5 － 1 より改変）

まとめ

●自殺企図した患者に対しては、死にたい気持ちの有無を確認するのが大原則である。聞くことで再企図のリスクを高めたり、患者からの陰性感情を受けることは、まずないと考えてよい。

●自殺を考えている患者に対して、自身の考えを押しつけたり、諭したりすることは避けるべきである。

column.9

マスクについて考える

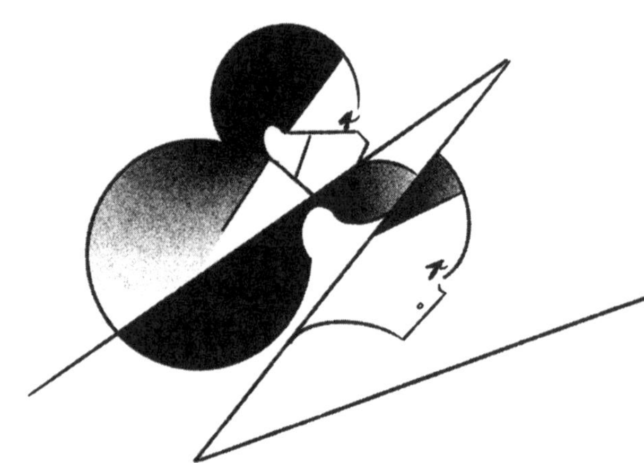

新型コロナウイルス感染の流行がありマスクの装着が日常的になりましたが、精神科診療においてこのマスクは少し気になる存在です。

新患外来で初対面の患者がマスクをしていると緊張感を覚えます。「目は口ほどに物を言う」とは言いますが、目が見えていても顔全体が見えないと診察しにくいです。何度か診察している患者はまだいいのですが、目と声だけでは情報として不十分です。診察する際には、顔全体のかたちや表情全体を見て判断しているのだと思います。

今やなぜマスクをしているのかと問えるご時世ではなくなりましたが、感染対策以外の理由として、精神科的には対人緊張が強くて顔をみられたくないケース、醜形恐怖や自己臭恐怖にまで至っている場合もあり得ます。統合失調症による注察妄想から自身を守っていることもあります。

この感染禍がおさまってもマスクをしているようならば、さりげなく「お風邪ですか？」などと声掛けしてみるといいと思います。「すみ

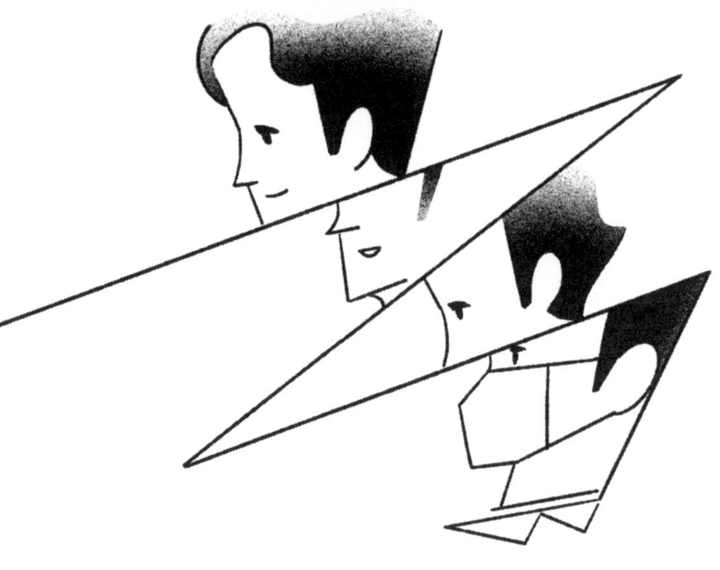

ません、失礼しました」とすぐに外さずに、ちょっと間があく場合には何らかの精神的な問題が隠れているかもしれません。その場合には「人の目が気になりますか？」などと聞いてみてもよいと思います。

一方、患者側にとっても、医師がマスクをしていると不安になることが推測できます。初対面時には一瞬でもいいのでお互いにマスクを外して顔をみせておくと、双方ともに安心感につながると思います。

もっとも最近ではマスク対マスクに慣れてしまい、以前ほど気にならなくなってきたようにも思います。この診察パターンにこちら側が適応してきている、あるいは慣らされてしまっているのかもしれません。初対面からマスク同士で数回の診察が進んでいる場合、マスクをとって口元の表情まで見えてしまうと、今までのイメージが崩れ、若干の戸惑いを感じる経験をしています。それだけ患者の診察時には顔全体を〈かたち〉として見ているのだと思います。

第6章

各論 9 怒っている患者

9. 怒っている患者

■陰性感情を生じる状況

・どうして怒っている患者を診なければならないのだろう。

・怒っている患者には関わりたくない。

患者が怒っている状況について考えてみます。怒り自体は特別なものではなく、日常生活のなかで誰でもが抱き得る感情です。しかし医療現場において患者が怒っている場合には、医療者は困惑します。その場から離れたいと思ったり、知らず知らずのうちに医療者側にも怒りの感情が生じ、患者にぶつけてしまうことがあるかもしれません。ここで大事なのは、なぜ患者怒っているかについて考えることです。

怒りの理由は、理解できるケースからいわゆるクレームに相当するケースまでさまざまです。それによって対応法が変わってきます。ここでは5パターン（状況から理解できるケース、身体的要因が基盤にあるケース、薬物的要因があるケース、精神的要因が基盤にあるケース、いわゆるクレームに相当するケース）にわけて考えてみます。

（1）状況から理解できるケース

患者の置かれている状況が誘因となって怒りにつながるケースです。受診手続きの煩雑さ、診察までの長い待ち時間、医療者の態度などがきっかけになることがあります。患者側に悩みごとや疲労の蓄積、これまで医師とのコミュニケーションがうまくいってなかったなどの準備状態があるとさらに怒りが表面化しやすくなります。

入院患者においては、検査時間を予め伝えられておらずにいきなり呼び出されるケース、検査があると聞いていたからずっと部屋にいたのに全く呼ばれないケースなど、医療者側が患者への説明が不十分であったことに対して怒り出すことがあります。こうした例は、医療者側が留意することで事前に患者の怒りを防ぐことが可能となるケースです。

（2）身体的要因が基盤にあるケース

疼痛やかゆみなど不快な身体症状があると怒りの閾値が低くなります。リエゾン活動のなかで「患者がイライラしています」と相談を受けることがありますが、疼痛コントロールが不十分だったり、体のかゆみで眠れないなど身体的要因が存在することが少なくありません。身体症状のケアをすることで解決することもあります。以下、いくつか代表的なケースについて記載します。

①加齢によるパーソナリティの尖鋭化

加齢に伴いもともとのパーソナリティ傾向が強くなってくることがあります。頑固な人がよりこだわりが増して怒りっぽくなることや、短気な人がより気が短くなって声を荒げてしまうことがあります。これ自体は生理的変化であり避けられないのですが、医療者側にも留意すべきポイントがあります。

高齢者の看護場面で、子供に話しかけるような口調で関わったり、話してもわからないからと十分な説明がなされないことがしばしばあるように思います。こうした対応は患者の自尊心を傷つけることになり、怒りにつながり得ます。長谷川式認知症スケールを開発した長谷川和夫は自ら認知症になったことを語った著書[1]のなかで「『相手は認知症だから大丈夫だろう』と、認知症のことをよく知らない人は思いがちですが、そうではありません。何となくおかしい、尊厳をもって扱われていないということは、認知症になってからでもわかります。認知症だからといって色眼鏡で見ることなく、普通に接してほしい」と述べています。高齢者が入院した際には、患者の理解度を把握し、関わり方についてスタッフ間ですり合わせておくことが望まれます。

高齢者にとっての自尊心は、一度失ってしまうと取り戻す時間や機会がないことが多く、大事に守っていかねばなりません。そのためには目の前に起きていることから離れ、過去の仕事などこれまでの人生にあったことなどを支持的に聴くのも一方法です。中井[2]は、自尊心は多くの心理的ストレスに対する保護的役割とともに対人関係にも影響するとし、いじけやいじわるも、自尊心を失ったか、正当に認められないと感じている人が起こしやすいと述べています。

②身体的器質因が存在　―認知症、せん妄、てんかん―

前頭葉の病変によって脱抑制をきたし、易怒性が増すことがあります。頭部外傷による前頭葉の損傷、前頭側頭型認知症においてみられることが多いです。とくに後者の場合には初期段階では記憶障害が目立たなく、行動の変化が初発症状のことがあります。もともと几帳面で穏やかな人が病棟のルールを守れなくなったり、怒りっぽくなった場合には、何らかのことが身体に起きていると考えた方がいいです。

認知症に関してはBPSD（behavioral and psychological symptoms of dementia）の一症状である妄想がみられる場合、怒りにつながることがあります。とくにアルツハイマー型認知症でよくみられる物盗られ妄想があると、持ち物を盗まれたと怒りながら訴えてくることがあります。そこには置き忘れやしまい忘れなどの記憶障害があるだけではなく、生活に対する不安も存在しています。「そんなことはあり得ません」と真っ向から否定するのではなく、話を聴きつつ一緒に探すなどして話題を変えていくのが基本的対応法になります。

近年では認知症ケアチームが活動している医療機関も増えてきています。入院早期からチーム介入が可能になると病棟全体で適切なケアを行えるようになり、結果として患者の怒りをきたすような場面を防ぐことができるようになります。

また、認知症がなくても身体治療の過程でせん妄をきたすこともあります。せん妄は何らかの身体問題を基盤とした軽い意識障害を伴っており、外部の刺激に対して情動が揺れやすい状況にあるため、些細なことを契機として怒りにつながることもあります。せん妄を起こしてしまうと看護師の負担は多大となり、患者に対して陰性感情を抱いてしまうこともあります。ときには担当医に対する陰性感情につながることもあります。患者－看護師関係、医師－看護師関係にも影響し、その後の治療にも少なからず滞りが生じます。そのため、入院時からせん妄リスクを評価し、対策を講じることが望まれます。2020年度の診療報酬改定において、せん妄ハイリスク患者ケア加算が新設されました。せん妄対策は環境整備など非薬物的対応が主役であり、薬物療法は脇役に過ぎません。せん妄を起こさないようにすることで患者の怒りのリスクを減らすことにもなります。

もうひとつてんかんについて述べます。過去、Kretschmerの研究により、てんかんには粘着性や爆発性（易怒的、攻撃的）など特有のパーソナリティがあるといわれ、てんかん病質（気質）と称されていました。しかし実際にはてんかんと気質の関連についての根拠はなく、病前性格というよりも、発作の種類、発病年齢、罹病期間、発作の頻度、抗てんかん薬などさまざまな要因の影響を受け、その結果としてパーソナリティ変化をきたしている可能性があると考えられています[3)]。関わり方のコツは、こだわりを誘発させないために、理屈っぽい説明や感情に働きかけるような関わりを避けることです[4]。脳に与える過度な入力刺激を避け、なるべくあっさりとした対応が望ましいと思います。

（3）薬物的要因があるケース

使用している薬物により易怒性がみられることがあります。ステロイド製剤、甲状腺ホルモン製剤など内分泌系に影響する薬剤は誘因になります。アルコールによる酩酊状態や、アルコール依存にある患者が急に断酒して離脱症候群を起こした場合にも易怒的になることがあります。救急搬送された患者においては、覚せい剤などの違法ドラッグの使用についても注意が必要です。

認知症治療薬であるドネペジルなどのアセチルコリンエステラーゼ阻害薬を服用中に、易怒性がみられることがあります。症状からはBPSDの悪化を疑われがちですが、内服を中止することで改善することがあります。NMDA受容体拮抗薬であるメマンチンは通常は鎮静系に働くことが多いのですが、易怒性や興奮をきたすこともあり得る[5]ので同様に留意が必要です。

抗不安薬や睡眠薬として広く処方されているベンゾジアゼピン受容体作動薬にも要注意です。不安をやわらげる一方で、攻撃性や興奮につながることが知られています。とくに脳の脆弱性が高い高齢者に同薬が処方されると脱抑制を起こしやすくなるため、投与は勧められません。せん妄のリスクにもなります。

抗うつ薬にも気を付けたいです。焦燥感や衝動性が亢進するアクチベーション症候群をきたすことがあります。臨床上は選択的セロトニン再取り込み阻害薬（SSRI = selective serotonin reuptake inhibitor）でみられることが多いですが、どの抗うつ薬でも起こり得ます。

最後にアカシジアについて述べます。アカシジアとは、じっと座っていることができず、歩いていないと落ち着かないなどの症状が知られていますが、イライラして怒りっぽくなることもあります。ドパミン受容体遮断薬による錐体外路症状のひとつとされています。抗精神病薬使用時の副作用として知られていますが、緩和領域でよく使用される制吐薬のメトクロプラミドでも起きることがあります。

（4）精神的要因が基盤にあるケース

基盤に何らかの精神的要因があり、病状として怒りやイライラにつながることがあります。

前述しましたが、身体的基盤がありながら精神症状を伴うことがある認知症やせん妄、薬剤による中毒性精神障害、離脱症候群などでは易怒性を認めることがあります。

以下に述べる精神科の代表的疾患である統合失調症、双極性障害、うつ病でも起こり得ますが、境界性パーソナリティ障害や発達障害においてもその特性ゆえ、怒りにつながることがあります。

また、精神疾患とまではいえませんが、第５章で述べた転移、逆転移の構造を基盤として、患者が医師に、医師が患者に怒りを覚えることもあり得ます。

①統合失調症

統合失調症などで妄想や幻聴がある場合、それに対する反応として怒りを認めることがあります。たとえば悪口を言われるタイプの幻聴が聞こえているとき、それに対して「やめろ！」と答えているのが怒っているように見えることがあります。あくまで疾患による症状なので、抗精神病薬を中心とした治療が優先されます。適切な治療により妄想や幻聴がコントロールされてくると怒りはおさまってきます。

②双極性障害

双極性障害の躁状態では易怒性が高まります。躁というと気分が爽快で機嫌がいいと思われがちですが、些細なことで易怒的になることがあります。躁状態への対応は精神科においても難易度は高いです。話すときには刺激にならない工夫が必要になります。本人の話を遮らずに聴くことが大原則です。精神的なことよりも身体的問題へと寄せた説明の方が受け入れられやすいので、タイミングをみて「体の心配もあるので」と血圧や脈拍を測定し「このままでは体が持たないのではないか」と伝えていくことが有効です。いきなり「病気だから休むように」と言ってしまうと、途端に怒りに転じてしまうことがあります。

また、双極性障害の患者は寛解に至った後でも、何らかのことで感情が揺さぶられてイライラが生じると怒りにつながるリスクがあることが指摘されています[6)]。薬物療法でコントロールされている患者は、表からは明らかな症状はみえないのですが、感情を刺激するような関わりは控えた方がいいと思います。

③うつ病

うつ病で怒るというのはあまりイメージがわかないと思いますが、不安焦燥が強いタイプではいらついているように見えることがあります。自殺にリスクもあるため、うつ病のなかでも治療を急ぎたいケースです。

（5）いわゆるクレームに相当するケース

怒っているというのとは若干異なる部分もありますが、医療者が陰性感情を抱くことを避けられないいわゆるクレーマーについて少し触れます。

クレーマーという診断名はありませんが、患者と医師を取り巻くさまざまな状況からクレーマーという状態が生まれます。

何らかの精神科的問題が基盤にあるケースから、明らかに不当な要求をしてくるケースまでさまざまです。対応方法はケースバイケースであり、全てに適応できるやり方があるわけではありません。多くの成書も出ていますので、ここでは原則論について述べます。

まずは相手の話を聴くことです。いきなり否定したり遮ることなく、落ち着いて状況を確認します。しかし全てを受け入れるというのではなく「できること、できないこと」を明確にしておきます。両者の話し合いで無事解決することもありますが、恐怖や危険を感じる際には迷わず応援を呼びます。第三者が介入することでお互いがクールダウンできます。話す場所を変えたり、対応するスタッフを替えるのも一方法です。

そしていかなる理由があろうとも暴言・暴力は許してはなりません。状況次第では迷わず警察の協力を得るべきです。近年では対応マニュアルを用意している医療機関も増えてきましたが、病院組織として暴言・暴力を認めないこと、職員をしっかり守ることを明示しておく必要があると思います。

院内にご意見箱を設置することも有用です。そのなかには今後のクレームの種となるべき内容の投書も混じっています。個々人の問題に帰するのではなく病院組織として取り組むことにより、クレーム対策だけではなく病院全体の医療の質の向上にもつながります。

まとめ

- 患者が怒るには理由がある。その後の対応も変わってくるので、まずは怒っている理由を明らかにすることが大事である。

●患者からのクレームに対しては、個人で抱え込まず、組織として考えるのが望ましい。

〈参考文献〉

1）長谷川和夫：ボクはやっと認知症のことがわかった．KADOKAWA.東京；2019. P85.

2）中井久夫：老人を襲うストレッサー防御への援助法.「つながり」の精神病理. ちくま学芸文庫.東京；2011.P198-209.

3）Xue Wang, et al:Cognitive Impairment and Personality Traits in Epilepsy: Characterization and Risk Factor Analysis. J Nerv Ment Dis.2018;206（10）:794-799. PMID: 30273276

4）中井久夫ほか：看護のための精神医学第２版．医学書院.東京；2004.P248-249.

5）Ridha BH, et al:Delusions and hallucinations in dementia with Lewy bodies: worsening with memantine. Neurology.2005;65（３）:481-482. PMID: 16087923

6）Johnson SL, et al:Emotion-relevant impulsivity predicts sustained anger and aggression after remission in bipolar I disorder:J Affect Disord. 2016;189（１）:169-175. PMID: 26437231

第6章

各論

10 話が長い患者

10. 話が長い患者

■陰性感情を生じる状況

・話が長くなってきた。いつまで続くのだろうか。

・どのように話をまとめればよいのかがわからない。

多忙な外来診療において患者の話が長くなってくると、知らず知らずのうちに話をはやく切り上げねばと焦りが生じ、陰性感情を抱いてしまうことがあります。ここでは話が長くなりがちな患者と対するときのポイントについて考えてみたいと思います。

（1）なぜ話が長くなるのかの理由を考える

もともとおしゃべりな人がいるのは事実ですが、話が長いなと感じたときに、単に「話が長い人」で終わらせてはいけません。何か原因がないか考えることが必要です。

よくみられるのは脳器質因を基盤とした保続、迂遠です。精神疾患としては双極性障害（躁状態）、発達障害圏を考えます。保続や迂遠は、認知症含めた脳器質因が基盤にあることが多いです。

保続とは、何らかの質問に対して発せられた言葉が、別の刺激に対しても繰り返し出てきてしまい、話が滞る状態のことをいいます。認知症スケールなどで年齢を聞いたときに「80」と答え、つぎに日付を質問しても「80」と答えるようなケースです。脳機能とくに前頭葉機能に異常がある場合が多いといわれています。

迂遠とは、質問に対して答えたい内容は保持できているが、些細なことにこだわるためにまわりくどくて要領を得ず、なかなか結論にいたらない状態をいいます。知的に低い場合やてんかんなどでもみられます。迂遠については診察している医師側に苛立ちが生じやすいので留意が必要です。保続も迂遠も、何らかの原因で脳機能が低下していることを示唆しています。とくに高齢者以外でみられる場合には、脳機能に何らかの障害が生じていないか確認すべきです。

双極性障害の躁状態においても話が長くなります。早口で話が止まりません。その場その場での思いつきや言葉の音の類似性によって、話の主題からどんどんそれていきます。たとえば体調について問うと「いやー今日は雨だからあまりよくないですね。雨（あめ）といえば先生は飴（あめ）好きですか。私いつも持ってるんです。たくさんあるのであげますよ・・・」などと質問したことに対する答えにまで達しなくなってしまいます。これを観念奔逸といい躁状態に特徴的な症状です。

また発達障害圏、自閉症スペクトラム障害に相当する患者においても話が長く感じられることがあります。ただこの場合は、話が長いというよりも、質問者が理解しているかどうかを気にかけることなく、自分のペースで一方的に話し続けるというパターンが多いです。職業について質問した際に、自分が取り組んでいる仕事内容について細かく説明し続けるようなケースです。

このように話が長い患者を前にしたときには、その理由について考えてみることが大事です。基盤にある疾患をみつけるきっかけにもなります。

（2）対応の工夫

話が長い患者に陰性感情を覚え、話を短くすませようとすれば今度は患者から医師に対する陰性感情が生じてきます。したがって単に話を短くするだけではなく、できるだけお互いの陰性感情を生じさせない対応が望まれます。全てに当てはまる正しい方法があるわけではなく、患者や状況に合わせた対応が望まれますが、以下にいくつかの工夫例を述べます。

①「開かれた質問」から「閉じた質問」へ

「開かれた質問」とは、初診時では「どうされましたか？」、再診時では「いかがですか？」などと質問を明示せずに患者に語ってもらうかたちをとるものです。患者にとって優先度が高いこと、困りごとを聴くことができますが、一定の時間的余裕が必要になります。長くなってきたら「閉じた質問」、つまり「はい」「いいえ」で答えられる問いかけとします。睡眠について問う場合には「睡眠はいかがですか？」ではなく「よく眠れていますか？」「寝つきはいかがですか？」「夜間途中で目が覚めることはありますか？」などとします。こちらが必要とする情報をダイレクトに聞くことで時間を短くすることができます。

②閉じてはいないがこちらから話題を振る

閉じてはいませんが、医師から話題を振る方法があります。「前回薬を変えましたがいかがでしたか？」「前回仕事を始めたとうかがいましたが、その後はいかがですか？」などと前回の診察の流れを受け、話題を振ります。半分閉じて半分開いたかたちです。前回の話題から始めるので診察の連続性を保てますし、患者のことを気にかけていたことを伝えることもできます。

③話の流れを受けた上で話題を転換する

話を聞き始めるも、なかなか聞き出したいポイントにまで至らないときには、「なるほど・・・なのですね。ところで○○についてはいかがですか？」などと展開します。それまでの話の流れを簡単にまとめ、「ところで」と転換し、こちらが聞きたい質問につなげます。自然な流れで話を本論に戻すことができます。

④今の話題を後回しにする

少し積極的な工夫としては「ありがとうございます。そのお話はまた後ほどうかがいますね」と一旦話を切ってしまう方法もあります。その際にいきなり切ると患者からの陰性感情につながりかねませんので、ちょっとした枕詞を添えるのが望ましいです。一旦別の話題に移ってしまえば、改めて最初の話題に戻ることはほとんど経験しません。

⑤診察可能な時間を提示する

いろいろ工夫しても難しい場合には「申し訳ありません。あと5分くらいしか時間をとれません」と告げます。再診患者で診察時間が長くなる傾向があることがわかっている患者に対しては「今日は10分程お時間をとっています」などと確保できる時間をあらかじめ提示しておくと、その後の診療の流れがスムーズになります。

初診時には長めに診察時間をとることが多いと思いますが、2回目以降は短時間になるため、あらかじめその旨を伝えておくことも一方法です。精神科診療においては、カウンセリングなど心理療法を行う場合には一回50分などと枠を決めて行うことが基本です。

また、病状が安定していて短時間診療でパターン化されているケースでは枠を崩さない方がいいですが、少し気がかりなテーマが持ちこされている患者においては、いつもより予約患者が少ないときに「今日は少し時間がとれるので」と伝え、話を聴く日があってもいいと思います。そこから解決につながる発見があったり、逆に新たな問題点が浮き彫りになることもあります。

⑥身体診察で話を一旦止める

身体診察を行うことで、話を止める方法があります。聴診器を当てるとほとんどの患者は話をやめ、大きく呼吸してくれます。それでも話を続ける場合には躁状態が疑わるかもしれません。「ゆっくり呼吸してくださいね」と血圧を測るのもいい方法です。聴診よりも簡単にできますし、心拍数や発汗、振戦などから自律神経の状況や緊張度を知ることもできます。一旦呼吸を整えることで、その後の診療にも余裕を持てます。あるいは診察の最後に血圧を測るパターンを作ると「血圧の時間が来たら診察が終わりだな」と患者自身が話を切りあげるようになります。

まとめ

- 話が長くなるにも理由がある。何らかの身体要因や精神疾患が存在することもある。
- 限られた診療時間のなかで、お互いの陰性感情を生じさせずに診療を進めるには、いくつかの工夫が必要である。

第6章

各論 11 いろいろと「詳しい」患者

11. いろいろと「詳しい」患者

■陰性感情を生じる状況

・病気についていろいろと調べて資料を持ってくる。

・患者の知人が治療に介入してくる。

（1）持ち込まれた情報は拒絶せず吟味

患者のなかには自身の病気について詳細に調べた上で、検査や処方を希望してくることがあります。医師にとっては自身の診療を否定されたように感じられ、患者に対する陰性感情につながることがあります。プロに対して失礼だと露骨に機嫌を損ねる医師もいるかもしれません。

しかしここは患者の声に耳を傾けることを勧めます。このタイプの患者は、自身の身体状態に関心があることは確かなので、本人に対して病状や適切な治療法を説明して理解を得ることができれば、その後の診療にも協力的になってくれることを期待できます。

ときには学術論文を調べ、印刷して持ってくることもあります。その場合には内容を確認し、自身が知らない論文であれば次回の診察時まで少し時間をもらうのも一方法です。偏った情報にこだわっているケースもあるので、治療の全体像が見えていない場合には、現在の病状と治療のあり方について丁寧に説明します。

ネットやテレビ番組などから情報を得て、診察時に資料として持参してくるケースもあります。これは玉石混交で、確かに有用な情報もありますが、間違いではないもののある一面のみが強調されていることも少なくありません。「○○病には○○を食べるとよい」というタイプのものです。基本的にはマイナスがなければ否定することはありません。それも助けになる可能性はありますが、中心となるのはあくまで現在の治療法であることを伝えるのがよいと思います。

（2）本人が「詳しい」わけではない場合

患者本人というより、その周囲に詳しい人がいる場合にも留意が必要です。たとえば医療関係者の親戚・知人から渡されたと、専門的な観点から記載されたメモを持ってくることがあります。患者本人は「よくわからないのですが、聞いてくるように言われたので・・・」というケースです。患者本人が、心配してくれている周囲の声を無下にもできず、どうしたらよいか迷ってしまっていることも多いです。この場合には、親戚・知人の方にも診察時に同席してもらい、一緒に話をした方がすっきりすると思います。

まとめ

- 患者が調べてきた情報については、拒絶せずに内容を確認するのがよい。
- 患者の知人が治療に関わってくる場合には、本人も含めて一緒に話すのも一方法である。

column.10

変換症（転換性障害）と区別すべき作為症（虚偽性障害）と詐病

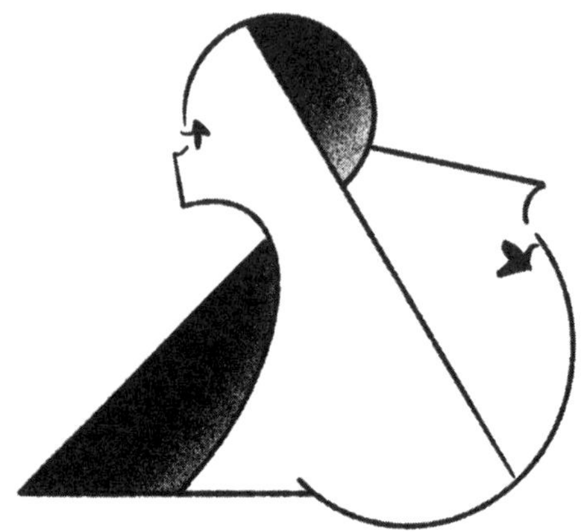

これらの用語は全て異なる状態を指すのですが、臨床現場ではしばしば誤用されています。たとえば救急外来で動けない患者を診察して身体的な説明がつかない場合に「これはヒステリーですね」「ああ詐病ね」という会話を聞くことがあります。これはヒステリー（変換症／転換性障害）と詐病を同じものと考えているところからきています。両者は異なります。

変換症は、本人には無意識的に症状が出てきます。潜在的には学校や職場に行きたくないなどの思いがあり、それが動けないという症状に置き換えられていると推測されますが、あくまで本人に自覚はありません。一方詐病は、休職を得て手当金を受け取りたいなど本人に明らかな目的意識があり、そのために症状を捏造します。詐病では異常がないことを見破られたくないため検査をいやがる傾向があります。変換症では検査に抵抗することはありません。

もうひとつ混同されやすい病態に作為症があります。これは症状が意図的に作り出されるところは詐病と同じですが、金銭的な利益を得るなどの目的はなく、病者を演じることそれ自体への心理的欲求が動機となっています。重いパーソナリティ障害などが基盤にあることが多く、非常に難しい病態です。とりわけ嘘の多い劇的な病歴を語って身体症状を作り出し、入退院を繰り返す患者をミュンヒハウゼン症候群と称することもあります。また、自分にではなく子供に症状を作り出し、その子を看病する母を演じるタイプがあります。これを代理ミュンヒハウゼン症候群といいます。児童虐待に相当するため、子の安全確保が最優先されます。稀なケースであり、これらを見抜くことは非常に難しいのですが、身体状態と所見や検査データに乖離があり不自然さがある場合には、ひょっとしたらと考えてみてもいいかもしれません。

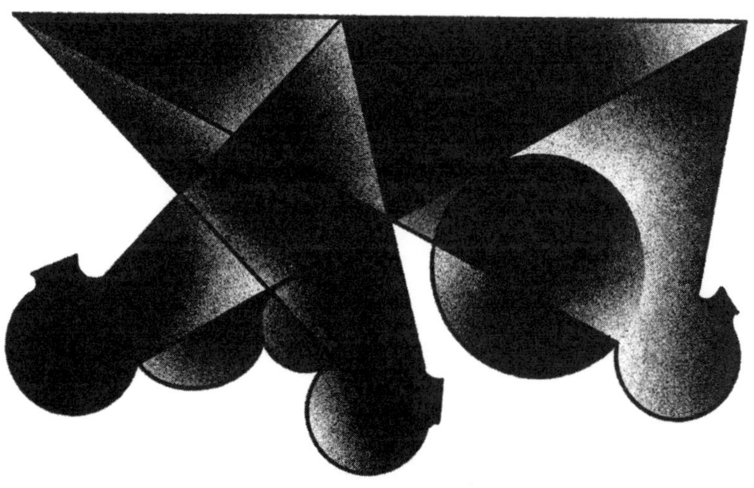

column.11

他院からの紹介患者

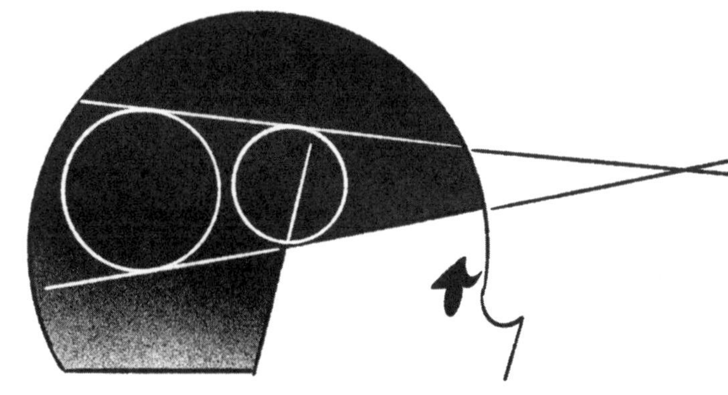

他院から紹介されてくる患者には留意が必要です。大きく分けると、転居や仕事の都合でやむなく前医を離れざるを得なかったケース、担当医と相性が合わずに紹介されてくるケースがあります。

前者は、主治医を変えたくない状況で紹介されてくるため、その基盤には少なからず前医への陽性感情が残っています。患者も緊張感と警戒心を持って受診するため、受け手側としてはややマイナスからのスタートです。前医の治療に疑問を感じたとしても、それを批判すべきではありません。それをやってしまうといい関係をつくれません。ときに紹介元の治療を批判し、自分はもっといい治療ができると自信満々の医師がいますが、望ましくありません。これまでの治療を批判することは、前医を信頼していた患者本人をも否定することにつながります。

一方、後者の場合には２つのパターンがあります。ひとつは前医とうまくいかなかったから今回も駄目かもしれないという不安があり、

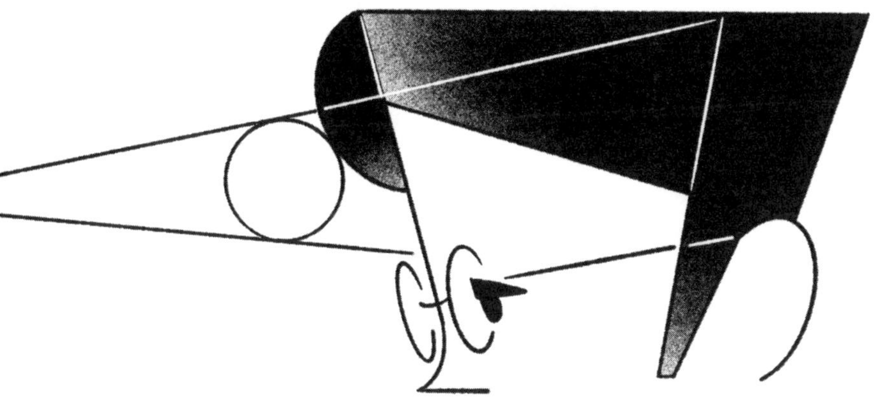

新しい医師に対して不信感を抱くケースです。なぜ転医することになったのかをよく聞く必要があります。もうひとつは、今後はうまくいくだろうと期待満々で受診してくるケースです。今度の治療者はしっかり見てくれるはずだという根拠のない？陽性感情がくっついてきます。このケースはやや難渋します。期待に応えねばと少なからずプレッシャーを感じながらの診察になります。あるいはどうして揉めたのだろう？難しい患者なのか？などと思いを巡らしながらの診察になるため、どちらにしてもぎこちない診察になりがちです。期待を持って受診した患者が診療内容に満足できなければ、あっという間に陰性感情に切り替わってしまいます。

紹介患者に関しては、前医の批判はしないのが大原則です。そして無理に気張りすぎることなく、自身の診療を淡々と行うのが望ましい診療スタイルです。

第7章

チーム医療における陰性感情

1.「信念対立」という考え方

臨床現場においては、さまざまな意見の対立が生じています。治療方針を巡り、医師同士、あるいは医師と看護師、薬剤師、ソーシャルワーカーなど異なる職種間での意見の対立は日常茶飯です。とくに近年ではチーム医療が推進され、呼吸ケアチーム、栄養サポートチーム、緩和ケアチーム、認知症ケアチーム、精神科リエゾンチームなどあらゆる多職種チームが誕生し、診療報酬においても加算というかたちで評価されるようになってきました。しかしながら立場が異なるもの同士が集まって話をすることで、どうしてもメンバー間において意見の対立が生じます。各人が当たり前と思っていることが職種や立場によって異なるため、お互いが自説を主張し、それを否定されたことに対して陰性感情をぶつけあうため、不毛な対立構造が生まれてしまいます。そしてその場の収拾がつかなくなると、結果として声が大きい人、力を持っている人の意見が通ってしまうことになります。

こうした状況下では、チームでみている意味がなくなり、立場の弱いメンバーのなかには精神的なストレスから心身の不調を訴える者が出てくるなどチームは機能不全に陥ります。逆に言えば、このような対立状況にうまく対処することができれば、理想的なチーム医療の実現にわずかながらでも近づけることができます。この不毛な対立を「信念対立」と名付け、その回避と解消を目指すためのツールのひとつとして構造構成主義という考え方があります。

1）構造構成主義とは

構造構成主義とは西條剛史により体系化され、相反する考え方の対立状況、言い換えれば「異なる正しさ同士のぶつかりあい」[1,2]を適切に解消することを目指した理論です。

複数人の話し合いのなかで意見がぶつかるときには、各人が重きを置いている対象が異なる、つまり価値観の相違が存在しています。構造構成主義においては、この「価値」が何に照らし合わせて見い出されているかを説明するツールとして「関心相関性」という概念を提唱しています。これは物事を見たり思考する際に、絶対的正答があることを想定せず、あくまで個々人の関心に基づいたかたちで価値観が決まってくるという考え方です。絶対的に正しい真実があるという前提に立ち、その先を突き詰めていくと宗教的な原理主義につながりかねません。

ここを理解できると、自身の考え方が絶対に正しいわけではないことを相対化することができます。各人の価値観については「正しさ」を求めてどちらが優れているかという優劣を判断するのではなく、相手も相手なりの価値観に基づいて主張しているのだなと認めることで、はじめて共通了解を見い出していこうとする方向性が出てきます。これが構造構成主義の基本的な考え方になります。

2）信念対立の例

第3章で述べた精神科診断を例に信念対立について考えてみます。精神疾患の診断方法として伝統的診断と操作的診断があることを述べましたが「伝統的診断」派と「操作的診断」派との間での優位性を巡る議論が行われることがあります[3]。

ある患者の診断をするときに、通常伝統的診断を用いているA医師と操作的診断を使っているB医師がいたとします。A医師は、操作的診断は単なる症状の数え上げ、患者の心の病理を全く考えていないとB医師を批判します。一方、B医師は、伝統的診断は時代遅れ、診察医によって診断がバラバラで、そもそも内因や心因自体が曖昧でわかりにくいなどとA医師を批判します。両医師ともに自分の考え方が正しいと思っているため、このままではお互いをわかりあうことは困難になります。

しかし相手がどういう関心を持ち、何に価値を置いているのかという見方を導入し、A医師が「B医師は操作的診断の成り立ちからその利点を認めているのだな」、B医師が「A医師は質的な観点から従来診断を大事にしているのだな」などと相手の関心の方向性を少しでも考えることができれば、わずかながら対立状況をやわらげることが可能となります。もちろんそう簡単にわかりあえるわけではありませんが、関心相関的観点により自他の関心を可視化し、自分と相手が異なる価値観を持っているということを俯瞰できれば、建設的なコミュニケーションを実現できる可能性が若干は高まります。

第3章でも記載したとおり、伝統的診断にも操作的診断にも利点と欠点があります。実際の現場ではひとりの医師のなかでも「この患者の治療には伝統的診断の観点が有用だな」「治験の対象とするには操作的診断が必要だな」などとその場その場において関心相関的に判断しているはずです。言われてみれば当たり前のことではありますが、ひとつの理路として言語化することで、広くツールとして使うことが可能になります。

学会のシンポジウムで「○○の立場から」という演題がよくあります。各々の発表後に総合討論がありますが、これからというところで時間切れになり、不完全燃焼で終わることが多いです。もちろんだらだらとした長時間の議論やカンファレンス時間の延長は望ましくなく、時間枠があることでまとめようとする力が働く利点もあります。精神科診療においても枠を決めることが治療上重要なことが多いのですが、学問的な議論であれば時間無制限で話し合う機会があっても面白いと思います。ひと昔前までは、診療の隙間にバックヤードでなんだかんだと語り合う時間がありました。昨今の医療現場では、診療の効率化とともに書類の作成やさまざまな入力業務が多くなり、以前と比べるとスタッフ間の対話の時間もとれなくなってきているように思います。時間的にも空間的にも隙間がないと、いい考えは生まれにくいと思います。

批評家の東浩紀は、トークイベントについて、ある程度疲労がたまり、各人が用意してきた発表内容が尽きたところではじめて対話が始まるとし、実際に制限時間を撤廃した語りの場として「ゲンロンカフェ」をプロジェクトしています[4)]。議論する気力・体力勝負にはなりますが、お互いに言い尽くすくらいの時間があると、それなりのかたちがみえてくることもあるように思います。話しているうちに予め用意していたことと違うことを言っている自分に気づいたり、相手の話を取り入れていたりすることもありえます。「立場」が消えていくと同時に陰性感情も抜けていき、本当の意味での対話ができるのかもしれません。

3）チーム医療における信念対立に対するアプローチ

では、チーム医療や多職種連携における信念対立を解消するためにはどのようにすればよいのでしょうか。京極真はその方法論として「信念対立解明アプローチ」[5)]を提唱しています。解決ではなく解明としているところがポイントです。つまりお互いの対立をなくすという表面的な解決を求めるのではなく、なぜそのようになっているかの発生構造を明らかにすることで対立状況にアプローチするという考え方です。

チームカンファレンスにおいて相手の発言に腹立たしさを感じるときには、信念対立が生じています。相手も同じように腹を立てていると考えるのが自然です。ここで「価値」「関心相関性」をキーワードとして考えてみます。自身も相手も各々の価値観に基づいていて発言している。「関心の向くところが違うのだな」「バックグラウンドや物事に対する考え方の相違からくるのだな」などと、その場を相対化するところから始めます。これによりそれぞれの考え方に優劣はないこと、自身と異なる考え方があることの理解が進みます。こうした思考過程のなかで陰性感情を若干やわらげることができます。第5章で述べた自身を俯瞰する目を持つことにもつながる見方です。

しかしこれだけだといずれの考え方でも「よい」ということになり、チームとしての方向性を定めることができません。そこでお互いに納得できる共通了解をどう見いだしていくのかが次のテーマとなります。問題はチームメンバーがこうした信念対立に無自覚であることです。各人がそこに気づくことができれば、その場その場において最も有効と思われる考え方を選択することも可能になってきます。そこで選ばれる考え方は、チームとしての目標や状況によって異なってきます。常にひとつの正しい選択肢があるわけではありません。

たとえば緩和ケアチームにおいて「まだまだ積極的な治療を続けるべき」「いやいやここは症状緩和に努めるべき」などの意見対立はよくあることです。ここに正解はなく、どちらも患者のことを考えての発言であることにはかわりません。この場合、対立している場面を俯瞰することで、熱くなっている自分自身に気づくことができ「相手が大事に思っていることは自分とは違うが一理あるな」と思えるだけでも十分な意味があります。チームとして、患者や家族の意向やその状況に応じた治療を選択できる可能性が高まります。

もちろん構造構成主義は対立を回避する完璧な理論ではありません。その絶対性を求めれば、それを否定しようとする理論との優位性を巡る終わりなき対立が生じるのみです。しかし物事を考える上での道標やツールがあると便利ではあります。そのひとつとして構造構成主義は有用な考え方だと思います。多様性があることを認めた上で、自身や相手がどのような価値観を持ち、どこに関心を持っているかという視点を持つだけでも対立の緩和につながり得ます。

2. オープンダイアローグからみるチーム医療

オープンダイアローグ（open dialogue）とは、1980年代にフィンランドのセイックラらが中心となって実践を重ね、対話による精神疾患の治療方法として確立されたものであり、近年我が国の精神医療の場においても注目されている治療法です。その特徴は、医師－患者の二者関係ではなく、患者本人はもちろんのこと、医師、看護師、ソーシャルワーカー、家族、友人など本人に関係するあらゆるメンバーによるミーティングのなかで、対話を重ねることで治療を進めていくことにあります。この考え方はチーム医療を考える上でも参考になります。

オープンダイアローグの７つの原則を表11に示しました。チーム医療においてとくに大事なのは、⑥「不確実性に耐える」と⑦「対話主義」です。これらはオープンダイアローグにおいても根幹に当たる重要な要件です。

まず最も大事な対話主義についてですが、多職種が集まるミーティングにおいては、対話ができているかどうかがポイントになります。それぞれの専門性を競い合う独りよがりの「独語」ではなく、それぞれの声を尊重し合う「対話」ができる必要があります[6)]。医師を頂点とするヒエラルキーが少なからず残っている状況では、上位に位置する者の声が決定打になってしまい、対話が成立しないことがあります。そもそも意見や考え方に優劣はありません。ヒエラルキーをなくし、誰でもが周囲から批判されることをおそれずに語れる場を確保することで、はじめて対話が成立します。この場合、立場の上位に当たる者が率先してこうした場をつくっていくことが求められます。

つぎに不確実性に耐えることについてです。話し合いをしていると、どうしても結論を急ぎたくなりますが、そこを耐えることが大事とされています。意見の相違があってもそれを消し去ることなく残しておくこと、そしてミーティングのなかで対話を続けていくことで、その先の道筋が見えてくることがあります。この不確実性に耐えることについては、以前より内田[7)]が「中腰で耐える」、春日[8)]が「中途半端さに耐える」というかたちでその重要性を指摘しています。どちらにも振り切れずに結論を保留として踏ん張りながら時を待つこと、役に立たなそうなことや何となく気になることがらを捨てずに置いておくこと、そこに解決のヒントが隠れているといえます。実際に時間経過のなかで患者を取り巻く状況は自然と改善していくこともあります。大事なことは、結論を保留の状態でチームとして関わりを継続していくことだと思います。

このようにオープンダイアローグのエッセンスをチーム活動に取り入れていけば、チーム内における陰性感情も生じにくくなります。

表11　オープンダイアローグの７つの原則

①即時対応（Immediate help）

24時間以内の対応が原則だが、難しくてもできるだけ速やかに対応する。

②社会的ネットワークの視点を持つ（A social networks perspective）

クライアントとつながりのある人々をミーティングに招く。患者と家族を別々の場で聞くことはしない。

③柔軟性と機動性（Flexibility and mobility）

その時々のニーズに合わせ、自宅ででも毎日でもミーティングを行う。

④責任を持つこと（Responsibility）

治療チームは必要な支援全体に責任を持って関わる。他の機関が関わる場合も治療チームが対応する。

⑤心理的連続性（Psychological continuity）

クライアントをよく知る人が、治療の全プロセスを通して治療ミーティングに参加する。

⑥不確実性に耐える（Tolerance of uncertainty）

答えのない不確かな状況に耐える。結論を急がない。葛藤や相違があっても多様な声を共存させ続ける。

⑦対話主義（Dialogism）

対話を続けることを目的とし、多様な声に耳を傾け続ける。対話は手段ではなくそれ自体が目的である。解決はその先にあらわれるものである。

（オープンダイアローグ・ネットワーク・ジャパン：オープンダイアローグ対話実践のガイドラインウェブ版（第 1 版）P 5 の表を基に筆者作成）

3. 多元主義の有用性

最後に米国の精神科医であるナシア・ガミーが提唱する多元主義の有用性について触れたいと思います。ガミー[9)]は精神医療に対する精神科医のスタンスを「教条主義」「折衷主義」「統合主義」「多元主義」に分類しました。これらは精神医学に限らず、一般医療においても当てはまる考え方です。

「教条主義（dogmatism）」とは、ある単一の方法を絶対視して他の方法を否定する一元主義的な考え方です。たとえば精神科治療は薬物療法などの生物学的アプローチで全て解決できるとする考え方、それに対して心理学的に全て説明できるとする考え方などがあります。先に述べた「伝統的診断」VS「操作的診断」、一般医療における「西洋医学」VS「東洋医学」なども教条主義同士の対立パターンであり、最も信念対立を起こしやすいかたちです。

「折衷主義（eclecticism）」とは、さまざまな観点を認めてうまく混ぜ合わせようとする考え方であり、理想的な方法論に思えます。しかしガミーは、生物・心理・社会モデル（bio-psycho-social model）を例に挙げ、これが大事であることは反論のしようがないが、実際には各々の問題点が並列にリストアップされているだけで、その中身に対する考察が足りていないのではないかと批判的態度をとっています。

「統合主義（integrationism）」とは、心と脳の相互のつながりを強調し、心と脳のあいだの壁を取り除こうとする考え方です。臨床よりも研究分野における親和性が高い考え方です。たとえば心に起きていることを脳科学においてできる限り説明をつけようとする方法論です。近年では環境に応じて脳自体が変化するなど脳科学の進歩に伴いさまざまな研究結果も出てきています。心の問題を全て脳科学で説明できると、伝統的診断における内因性という概念は消失し、全て外因性に吸収されることになりますが、少なくとも近い将来そうなることはないだろうと思います。

そしてガミーが最も推奨するのが「多元主義（pluralism）」です。個々の問題の解決に向けて、複数の独立した方法の中から最も適切だと思われる方法をひとつだけ選択する考え方です。折衷主義では複数の見方を同時に導入しようとしますが、多元主義では複数の見方を安易に混ぜるのではなく、その場において最も有効なアプローチ法を選ぶというスタンスになります。たとえば、うつ状態の患者の診療の際に、いわゆる古典的な内因性うつ病であれば薬物療法を、職場環境に反応しているタイプであれば環境調整を含めた心理的アプローチが選択されることになります。この場合、治療法を決め打ちすることになるので、当たれば最良の結果を得られますが、はずれることも有りうるわけです。折衷主義では網羅的に治療法を提示しますが、そこには思考する過程が欠如しています。多元主義による状況に応じて最も適当と思われる治療法を能動的に選ぶという行為には、動的な思考作業が伴います。はずれるリスクをも含めた治療者の意思、いわば覚悟が込められた「生きた」治療法ということができます。もちろん実際の臨床では薬を使いながら心理的アプローチを行うケースもあるわけですが、そのなかでどの治療に重みづけしているかという思考がおこなわれていれば、単なる折衷主義ではなく、多元主義の考え方を取り入れていることになります。

チーム医療について考えてみると、最も大きな陰性感情につながるのは、お互いが自身の正当性を競い合う教条主義です。逆に最も陰性感情につながりにくいのは、当たり障りなく多くの考えを導入しようとする調整型の折衷主義です。ただしこれではチームとしての治療方針が定まりません。臨床的に最も有効と思われるのは、いくつかの考え方の中からひとつの方法論を選択するかたちをとる多元主義です。どの方法を選ぶかという過程でスタッフ間の陰性感情が生まれることも想定されます。しかし、各人の価値観はそれぞれの関心に応じて立ち現れるという理解ができていれば、その状況下におけるチームとしての目的を明確にして、各メンバーの関心を擦り合わせていく、あるいはさまざまな視点から出てきた考え方に優劣をつけることなく適切な方法をうまく選んでいくことが可能になってきます。もちろんこの方法で必ずしもうまくいくわけではありませんが、各メンバーが自身の感情をコントロールし、建設的な話し合いができるチームに近づけていくことができると思います。

〈参考文献〉

1）西條剛央：構造構成主義とは何か－次世代人間科学の原理.京都：北大路書房；2005
2）西條剛央：チームの力：構造構成主義による”新”組織論.東京：筑摩書房；2015
3）加藤 温：構造構成主義の視点からみた精神医療の一考察 －構造構成的精神医療の提唱－.構造構成主義研究２；P133-153.京都：北大路書房；2008.
4）東浩紀：哲学の誤配.東京：ゲンロン；2020.
5）京極真：信念対立解明アプローチ入門.東京：中央法規；2012.
6）野口裕二：多職種連携の新しいかたち―オープンダイアローグからの示唆（山登敬之編：対話がひらくこころの多職種連携：P２-８）.東京：日本評論社；2018.
7）内田樹：死と身体－コミュニケーションの磁場.東京：医学書院；2004.
8）春日武彦：はじめての精神科（第１版）.東京：医学書院；2004.
9）ナシア・ガミー（村井俊哉訳）：現代精神医学原論.東京：みすず書房；2009.

INDEX

診察室の陰性感情

2021年5月30日　第1版第1刷 ©
2022年12月15日　第1版第3刷

著　者　　加藤　温　KATO, On
発行者　　宇山閑文
発行所　　株式会社金芳堂
〒606-8425京都市左京区鹿ケ谷西寺ノ前町34番地
振替　01030-1-15605
電話　075-751-1111（代）
https://www.kinpodo-pub.co.jp/
組版・装丁　HON DESIGN
イラスト　akira muracco
印刷・製本　モリモト印刷株式会社

落丁・乱丁本は直接小社へお送りください．お取替え致します．

Printed in Japan
ISBN978-4-7653-1869-3